ESSAI D'UNE ÉTUDE COMPARATIVE

ENTRE LES PRINCIPALES MÉTHODES

DE

PANSEMENT DES PLAIES

PAR

LE DOCTEUR HENRI FLAVIEN BUGNOT

ANCIEN AIDE DE CLINIQUE À LA FACULTÉ DE NANCY

NANCY

IMPRIMERIE ET LITHOGRAPHIE DE N. COLLIN, RUE DU FAUBOURG

1879

ESSAI D'UNE ÉTUDE COMPARATIVE

ENTRE LES PRINCIPALES MÉTHODES

DE

PANSEMENT DES PLAIES

PAR

LE DOCTEUR HENRI-FLAVIEN BUGNOT,

ANCIEN AIDE DE CLINIQUE A LA FACULTÉ DE NANCY

NANCY

IMPRIMERIE ET LITHOGRAPHIE DE N. COLLIN, RUE DE GUISE, 21.

—

1879

[illegible]

[illegible]

[illegible] DES BLAN[illegible]

[illegible]

[illegible]

[illegible]

[illegible]

A LA MÉMOIRE

DE MON PÈRE

A MA MÈRE

A MON ONCLE

A MA FAMILLE

A MES AMIS

ESSAI D'UNE ÉTUDE COMPARATIVE

ENTRE LES PRINCIPALES MÉTHODES

DE

PANSEMENT DES PLAIES

INTRODUCTION.

Les progrès accomplis dans ces dernières années par l'anatotomie et la physiologie pathologiques sont venus jeter un grand jour sur les phénomènes de la cicatrisation des plaies et sur la production des accidents qui peuvent les compliquer.

Les belles expériences de l'école de Pasteur sur la décomposition des liquides sous l'influence des germes atmosphériques, conduisaient naturellement à rechercher si les accidents septiques observés chez les blessés n'étaient pas dus à la putréfaction des liquides organiques par ces mêmes germes, au niveau des plaies. Le microscope décela dans le sang des malheureux morts de pyémie et de septicémie la présence de vibrions, de bactéries, qui, injectés dans les veines des animaux, ont reproduit les mêmes accidents. L'examen du pus altéré sur les plaies a fait découvrir les mêmes vibrions, les mêmes bactéries. La conclusion de ces faits s'imposait fatalement; les chirurgiens ne devaient plus borner leurs préoccupations aux seules limites d'une plaie, ils devaient s'opposer à la putréfaction des liquides organiques exsudés. Il fallait trouver un *pansement antiseptique.*

Bien des tentatives ont été faites dans ce but; une foule de substances réputées antiseptiques ont été vantées tour à tour comme des panacées universelles. Mais en chirurgie il ne peut être question de panacée ; ce sont des méthodes de traitement appuyées sur des données scientifiques et sur des faits pratiques qu'il faut employer. Aussi l'expérience a-t-elle promptement fait justice d'un bon nombre de ces substances. Quelques méthodes seules sont restées debout et se disputent la supériorité : le pansement simple, le pansement à l'alcool, le pansement ouaté de M. A. Guérin, enfin le pansement de Lister.

Pendant une année que nous avons passée en qualité d'aide de clinique, successivement dans les services de MM. les professeurs Rigaud et Simonin et de M. le professeur agrégé Gross, à l'hôpital St-Léon, nous avons eu l'occasion de voir employer la méthode de Lister. Les faits que nous avons recueillis nous ont engagé à faire de ce sujet celui de notre thèse inaugurale. M. Gross, qui a expérimenté le premier, en octobre 1876, le pansement de Lister dans nos services, a bien voulu nous guider dans nos recherches cliniques et mettre à notre disposition les résultats de son expérience et de son observation ; nous lui en témoignons notre vive reconnaissance.

Le but que nous nous sommes proposé dans ce travail est de rechercher si la méthode antiseptique de Lister doit donner et donne comparativement aux autres méthodes des résultats meilleurs.

Nous n'avons pas la prétention d'étudier à fond cette importante et difficile question des pansements, qui, depuis que l'on traite des plaies, est sans cesse à l'ordre du jour de toutes les discussions, sans qu'on arrive à une solution définitive. Une étude aussi complète nécessiterait une longue expérience de la chirurgie que nous ne pouvons avoir ; aussi croirons-nous notre tâche remplie, si nous parvenons à rassembler quelques matériaux utiles pouvant contribuer à son avancement.

Différents moyens peuvent être employés pour arriver à une

étude comparative. On peut, à priori, en s'appuyant sur les données de la physiologie pathologique, discuter les propriétés d'un pansement par les indications des plaies. Ce résultat purement théorique a de la valeur, mais les sciences expérimentales exigent aussi des résultats pratiques. On est donc obligé de recourir en outre à une observation clinique attentive, impartiale, qui jugera définitivement la question par les chiffres des succès et des insuccès. La comparaison des statistiques fournies par les différents pansements assignera évidemment la priorité à celui qui donne la mortalité la plus faible. Cette voie paraît théoriquement la meilleure et la plus facile à suivre ; mais à combien d'erreurs n'expose-t-elle pas en pratique ?

Une bonne statistique, en effet, doit remplir des conditions bien difficiles à réaliser. En principe on ne doit comparer que des faits semblables ; or, au point de vue du pansement, la similitude des cas dépend : 1° du milieu extérieur, 2° de l'opération, 3° de l'opéré ; trois indications importantes que devront mentionner les statistiques, à cause de l'influence énorme qu'elles ont sur la guérison d'une plaie, indépendamment du mode de pansement.

1° Le milieu extérieur ou les salles d'hôpital exerce une action sur le résultat des opérations par les *conditions hygiéniques* qu'elles remplissent : salubrité dépendant de la situation, de l'aération, de la richesse en matériel, etc. ; par *le nombre des malades* qu'elles renferment. On croit généralement, avec Simpson, que la mortalité croît proportionnellement avec l'ancienneté d'un hôpital. Thomas, directeur de l'hôpital de Glascow, a essayé de combattre cette assertion ; d'après ses relevés, il trouve que sur 1412 amputations faites en 25 ans, les résultats donnent 10 0/0 plus de succès que dans les 10 années précédentes, et qu'ils l'emportent encore de 4 0/0 sur les 44 premières années de la fondation de l'hôpital (1). Il serait donc plus vrai de dire que l'insalubrité

(1) Gueterbock : Die neueren Methoden der Wundbehandlung. Berlin, 1876.

d'une salle croît avec le nombre des sujets atteints de grands traumatismes avec plaies ouvertes ; on conçoit, en effet, que l'énorme quantité de liquides organiques excrétés et exposés à la putréfaction devient une source de miasmes délétères et par suite d'accidents nombreux des plaies. Il est cependant difficile de nier l'influence funeste de l'ancienneté d'un hôpital. On dirait que des germes, des miasmes emmagasinés dans les coins sont de nouveau mis en circulation et atteignent les plaies. Si dans une salle, des générations de blessés se sont succédé, n'y aura-t-il pas une sorte d'imprégnation de tout le matériel par ces miasmes délétères et une menace continuelle d'épidémie infectieuse ?

2° Deux éléments relatifs à l'opération doivent entrer en ligne de compte dans l'appréciation du résultat : *le lieu et le moment*. En règle générale, les amputations du membre inférieur donnent une mortalité plus grande que celles du membre supérieur ; une amputation de membre est d'autant plus grave qu'elle se rapproche plus du tronc. Pour se convaincre de la vérité de ces deux propositions, il suffit de jeter les yeux sur une statistique quelconque : prenons celle de Malgaigne pour les hôpitaux de Paris de 1835 à 1841. Tandis que les amputations de cuisse donnent une mortalité de 63,4 0/0, celles de jambe en donnent une de 55 0/0 ; celles du bras 45 0/0, celles de l'avant-bras 28 0/0. En comparant les opérations du membre supérieur avec celle du membre inférieur, nous avons comme résultat des premières 59 0/0 de mortalité, et des secondes 36,5 0/0.

Le moment de l'opération est surtout important à connaître dans les lésions traumatiques. En effet, il est admis par tout le monde que les conditions de succès sont meilleures dans les opérations primitives, quand on opère dans les premières heures qui suivent le traumatisme, alors que le blessé aura perdu moins de forces, que la fièvre traumatique n'aura pas encore apparu et que les parties contuses de la plaie n'auront pas eu le temps de se putréfier et de donner naissance à des produits septiques.

Le procédé opératoire employé est moins important au point de vue du résultat général, excepté dans quelques cas très-rares ; mais l'habileté de l'opérateur doit être prise en considération.

3° La *lésion locale* et l'*état général* de l'opéré ont une grande influence sur sa guérison. Si nous nous reportons, en effet, à la statistique de Malgaigne, nous voyons que les affections chroniques donnent des résultats bien supérieurs à ceux des affections traumatiques ayant nécessité l'amputation.

	Cuisse.	Jambe.	Bras.	Avant-bras.
Lésions pathologiques	60 0/0	50 0/0	40 0/0	29 0/0
— traumatiques	75	63	52	27

Les traumatismes ont pour effet de diminuer considérablement la vitalité des tissus et de produire des désordres beaucoup plus étendus qu'on ne le supposait d'abord, des contusions, des infiltrations sanguines remontant souvent très loin au-dessus du siége de la lésion principale et n'apparaissant que plusieurs jours après l'accident. Ces complications viennent toujours entraver la guérison, et ne peuvent être mises au passif d'une méthode de pansement.

L'indication de l'état général du blessé doit comprendre son âge, ses habitudes antérieures (alcoolisme), les affections diathésiques, congénitales ou acquises, qui ont pour résultat d'imprimer aux tissus une déchéance vitale telle, que la cicatrisation des plaies devient d'une difficulté extrême. Certaines lésions dépendant de l'âge, l'endartérite chronique, l'athérôme, prédisposent aux hémorrhagies secondaires ; certaines diathèses, cancer, tubercule, carie, récidivent dans la plaie avec une merveilleuse facilité. Enfin, les affections traumatiques ont un funeste retentissement sur l'état général par la tendance à la parésie qu'elles impriment au système nerveux central et périphérique, le shock des Anglais ; par l'anémie, suite d'hémorrhagies primitives, par le développement d'accidents septiques généraux qui ont pris naissance dans les produits de décomposition de la plaie, avant l'opération. Souvent un chirurgien n'aura à traiter que des malades atteints d'une ou de plusieurs des complications que nous venons d'énumérer brièvement, ira-t-il comparer sa série malheureuse à celle de son voisin qui n'aura opéré que des sujets jeunes, vigoureux, d'une constitution saine, et en conclure que la méthode de pansement de ce dernier est préférable à la sienne, parce qu'il aura noté une mortalité plus forte ? C'est là l'erreur à laquelle on s'expose fatalement quand on ne consulte que les chiffres bruts des statistiques sans commentaire aucun. Faut-il ajouter que les statistiques manquent parfois de vérité, en ce sens que le partisan enthousiaste d'un pansement passe sous silence, sous un prétexte quelconque, et il est facile d'en trouver, des insuccès qui battraient en brèche sa pratique personnelle ; ou qu'il ne choisit pour panser avec sa méthode de prédilection que les cas qui lui paraissent les plus favorables pour obtenir un succès.

Il est facile de voir en consultant la plupart des statistiques, qu'il y en a bien peu pour éviter ces causes d'erreur, aussi une seule voie nous reste à suivre dans notre étude : rechercher les indications fournies par une plaie pour obtenir sa guérison, voir ensuite par l'observation clinique comment les méthodes de pansement remplissent ces indications ; enfin, citer les résultats publiés par les différents chirurgiens, en faisant les restrictions nécessaires.

Nous croyons que c'est là le seul moyen d'arriver à formuler une opinion fondée sur la valeur des pansements, comme l'a indiqué M. A Guérin : « Tant que les chirurgiens ne jugeront la grande question des pansements que par des statistiques, ils arriveront difficilement à une solution satisfaisante ... Il y a au-dessus de cette question d'arithmétique une question de doctrine qu'il faut nécessairement résoudre, si l'on veut cesser de traiter empiriquement les blessés. (Acad. de méd. — Séance du 7 mai 1878).

Nous diviserons ainsi notre sujet :

CHAPITRE I. — Conditions de la cicatrisation des plaies.

CHAPITRE II. — Pansement avec la charpie et les topiques.

CHAPITRE III. — Pansement à ciel ouvert.

CHAPITRE IV. — Pansement ouaté de M. A Guérin.

CHAPITRE V. — Méthode antiseptique et pansement de Lister.

CONCLUSIONS.

CHAPITRE PREMIER.

CONDITIONS DE LA CICATRISATION DES PLAIES.

« Primò non nocere. »

Nous ne sommes plus aux temps où les chirurgiens avaient plus de confiance dans leurs onguents et leurs baumes que dans les efforts de la nature pour guérir les plaies. Des méthodes thérapeutiques rationnelles ont fait justice des suppuratifs, des sarcotiques, des cicatrisants, des modificatifs, etc., du moyen-âge. Aujourd'hui le but des pansements se réduit à simplifier la plaie, éviter les complications, en un mot à respecter cette tendance vers la guérison qui distingue la plaie de l'ulcère. Dans le pansement des plaies, la coopération de l'œuvre de la nature et des procédés de l'art secondant celle-ci sera la plus sûre garantie de la cicatrisation. Recherchons donc quels procédés emploie la nature pour réparer des tissus divisés et comment l'art pourra favoriser son action.

Une plaie peut se guérir en suivant divers modes que l'on désigne en chirurgie sous les noms de *réunion par première intention*, de réunion *par seconde intention* et de réunion *sous-crustacée*. Nous ne nous occuperons qu'incidemment de ce dernier mode, très-commun dans l'espèce animale, plus rare et très-difficile à réaliser complètement chez l'homme. Il ne s'observe en général que sur des plaies de petite étendue.

§ I. — Réunion par première intention.

La réunion immédiate est l'adhésion primitive et sans suppuration des lèvres d'une plaie mises en contact (Follin).

Dès que deux surfaces saignantes sont rapprochées l'une de l'autre, il s'épanche entre elles une matière glutineuse, transparente, qui a reçu les noms de *lymphe plastique*, de *néoplasme inflammatoire*, et qui est destinée par son organisation ultérieure à rétablir la continuité physiologique des tissus. En effet, le microscope ne tarde pas à découvrir dans l'épaisseur de la lymphe plastique une multitude de cellules embryonnaires qui se transforment peu à peu en cellules fusiformes, puis en fibrilles de tissu conjonctif. En même temps les capillaires, divisés et obturés par un caillot, envoient dans ce tissu de nouvelle formation des expansions vasculaires nombreuses, qui lui donnent une grande vitalité. Au bout de quelques jours l'adhésion est faite, la cicatrice vasculaire a fait place à une lamelle fibreuse qui devient dans la suite blanche, résistante et très-peu riche en vaisseaux. Se forme-t-il dans cette exsudation plastique des éléments propres aux tissus divisés? Le fait est aujourd'hui démontré par les observations micrographiques, et l'on ne peut plus mettre en doute la reproduction des éléments osseux entre les deux bouts d'un os fracturé, ni même celle des fibres nerveuses dans les cicatrices des nerfs. Mais cette régénération est souvent incomplète, et le tissu conjonctif forme toujours la majeure partie de la cicatrice.

Ces phénomènes, que nous a révélés l'anatomie pathologique, montrent que la réunion primitive est d'une simplicité extrême dans son processus, en même temps qu'elle procure une guérison très-rapide; partant, elle expose le moins aux accidents de la plaie.

De tels avantages ne pouvaient manquer d'attirer l'attention des chirurgiens et de les engager à rechercher la réunion primitive. Tour à tour préconisée et laissée dans l'oubli, elle est enfin entrée de nos jours dans la pratique journalière, et il n'est plus permis à son sujet de diviser les chirurgiens en partisans et adversaires ; on ne remarque plus de divergences que sur ses indications.

Objections. — Avant d'étudier les conditions que doit remplir le chirurgien qui tente une réunion primitive, voyons d'abord quelques objections que l'on a mises en avant pour la contre-indiquer :

1° *L'hétérogénéité* des surfaces opposées a paru un obstacle insurmontable à beaucoup d'opérateurs, qui ne pouvaient pas admettre que du tissu cellulaire pût adhérer à une aponévrose, à du tissu musculaire ou à du tissu osseux. « J'ai toujours pensé qu'il était chimérique de compter sur la réunion par première intention des plaies d'amputations, dit M. Azam. Je dirai plus, je considère comme dangereuses les tentatives faites dans ce but. Cependant il est dans les plaies de cette nature des éléments qui peuvent être réunis sans suppurer, d'autres qui doivent suppurer. Les premiers sont les muscles et la peau, les autres les os. Est-il donc possible de concilier ces deux termes et de réunir d'une façon complète et solide les parties molles des moignons en laissant suppurer les os. » (1) Les recherches micrographiques ont réfuté ces craintes en démontrant l'uniformité du travail de cicatrisation dans tous les tissus, par l'intermédiaire d'un seul, le tissu conjonctif. Pourvu que les deux surfaces affrontées puissent secréter suffisamment de lymphe plastique, la réunion immédiate est possible, et ceux qui ont exprimé ces craintes l'ont obtenue certainement bien des fois de cette façon. Mais il n'est pas à dire pour cela que l'affrontement de tissus hétérogènes ne soit pas une difficulté pour la réunion, et il est incontestable qu'on n'obtient jamais de guérisons aussi rapides et aussi faciles que lorsqu'on rapproche les téguments des téguments, le tissu cellulaire du tissu cellulaire, etc. De là le soin tout particulier que doit mettre l'opérateur en affrontant les surfaces, de n'opposer que des

(1) Azam. Communication du 25 août 1878 devant l'Association française, pour l'avancement des sciences, session de Lyon. — Compte-rendu, p. 814.

tissus similaires ; il ne le pourra pas toujours ; ainsi, dans les amputations de membres, la face profonde de la manchette sera forcément en contact avec des surfaces osseuses, mais alors la réunion mettra souvent un temps beaucoup plus long à s'opérer.

2° *L'étendue* des plaies a été considérée aussi comme une contre-indication à la réunion primitive, lorsqu'elle était considérable ; aussi, pendant très-longtemps les chirurgiens n'osèrent-ils pas réunir les plaies d'amputations. Aujourd'hui, grâce à la connaissance exacte des conditions du succès et au perfectionnement des moyens mis à notre disposition, l'étendue des plaies, non-seulement n'est plus considérée comme un obstacle, mais devient même une indication à cause des immenses avantages qu'elle procure au blessé.

3° Une dernière question partage encore aujourd'hui les chirurgiens : la réunion primitive peut-elle être tentée dans toutes les régions. Certaines parties, comme la face, le cuir chevelu, en raison d'une innervation et d'une vascularisation très-riches, de la possibilité d'un affrontement complet et parfait des tissus similaires, de la facilité avec laquelle on applique sur un plan résistant les moyens de contention, sont des terrains tout préparés et très-favorables. Beaucoup d'opérations, telles que les autoplasties, exigent impérieusement la réunion, d'autres ne sont entrées dans la pratique que grâce à sa possibilité, nous pouvons citer l'ovariotomie comme un des plus beaux exemples. Personne ne conteste plus guère la légitimité de l'affrontement des plaies d'amputations. Mais il est des plaies qui suscitent encore beaucoup d'objections, ce sont celles que produit l'amputation du sein. Beaucoup de partisans de la réunion primitive, après l'avoir tentée dans ces conditions et avoir constaté des cas d'érysipèle souvent mortels, l'ont abandonnée pour laisser la plaie bourgeonner. Ils ont allégué pour raison que les lambeaux formés d'un tissu cellulaire lâche et rempli de graisse n'avaient pas assez de vitalité pour se réunir aussi rapidement et devaient suppurer, que la section des vaisseaux lymphatiques, très-abondants dans cette région, produisait une exsudation trop considérable et à sa suite des rétentions de liquides trop fréquentes. Quelques-uns, parmi lesquels nous citerons MM. Verneuil et Trélat, sont revenus à la réunion, et grâce aux méthodes actuelles de pansement ils n'ont qu'à se louer de leur pratique. Du reste, les cas si nombreux de succès que l'on publie tous les jours montrent suffisamment que la réunion est possible là comme ailleurs ; nous disons possible et non facile ; mais en remplissant exactement les indications nécessaires, on l'obtiendra en règle générale.

4° La principale objection que l'on reproduit encore tous les jours contre la réunion primitive, est le grand nombre d'accidents auxquels elle expose : rétention des liquides, inflammation, formation d'abcès, de fusées purulentes, etc.

La réponse à cette objection est facile à faire : faites des tentatives légitimes de réunion, observez les conditions nécessaires et après cela comptez les accidents.

Conditions de la réunion immédiate. — Si la réunion immédiate a été tant de fois bannie de la pratique chirurgicale aux époques précédentes, il ne faut pas en chercher la raison ailleurs que dans l'ignorance où l'on était de son mode de production et des moyens propres à la faire réussir. Son évolution une fois connue, les indications à remplir en découlaient naturellement, et aujourd'hui l'école de Montpellier n'en connaît plus seule le secret.

Ces conditions ont été de nos jours très-bien étudiées par Sanson, Serres, Deville, Bouisson, Courty, Rouvier, Jobert, Cassedebat, Trélat, Gross, etc. (1). Nous allons les passer successivement en revue :

(1) Sanson. — Des avantages et des inconvénients de la réunion imméd. des plaies. — Thèse de concours de cliniq. chir. Paris, 1834.

Serres. — Traité de la réunion immédiate. — Montpellier, 1830.

Deville. — Des différents modes de réunion des plaies. — Thèse d'agrégation, 1847.

1° Le principe fondamental, nécessaire, de la réunion primitive, est *l'affrontement parfait* des lèvres de la plaie. C'est lui qui renferme toutes les autres indications. En effet, que recherche-t-on, dans une tentative de réunion, sinon à rétablir le plus promptement et le plus simplement possible l'adhérence des éléments anatomiques ? Or, une juxtaposition parfaite, simulant jusqu'à un certain point la continuité normale des tissus, aura pour effet de supprimer la plaie, et la nature n'aura que peu d'efforts à faire pour arriver à la réparation. « La condition nécessaire et suffisante, c'est à dessein que j'emprunte cette expression au langage des sciences mathématiques, est que les parties à réunir soient parfaitement affrontées. Il n'y a pas d'autre loi. » (1)

Mais ces mots, *affrontement parfait*, supposent remplie plus d'une condition. Pour être parfait il doit d'abord être *facile et doux* et se faire sans tiraillements et sans traction des lambeaux, sinon on s'expose à des troubles circulatoires, à de l'inflammation et à la déchirure des tissus par les moyens de rapprochement, à cause de l'antagonisme incessant qui s'établit entre ces derniers et l'élasticité naturelle des téguments qui tendent toujours à revenir sur eux-mêmes.

L'affrontement doit être *uniforme*, c'est-à-dire avec une pression égale sur tous les points de son étendue. Ici beaucoup de difficultés surgissent, car pour les grands lambeaux, on a à compter avec la pesanteur et la position qui ont pour effet de tasser les tissus aux parties déclives, en exerçant des tiraillements sur

Bouisson. — In tribut à la chirurgie, tome I, p. 448.

Courty. — Montpellier médical, 1861. t. VII, p. 221.

Rouvier. — De la réunion imméd. Thèse de Montpellier, 1866.

Jobert. — De la réunion en chirurgie.

Cassedebat. — Archives gén. de méd. 1878, p. 155.

Trélat. — Leçons sur le trait. des plaies. — Progrès médical, 1879 n⁰ˢ 44, 46, 48 et 49.

Gross. — La méthode antiseptique de Lister. — Paris, 1879, Berger-Levrault.

(1) Trélat. — Leçons sur le trait. des plaies. In Progrès médical, n⁰ˢ 44, 46, 48 ; 1879.

les portions supérieures. Ces inconvénients sont très-manifestes après les amputations de jambe, lorsqu'on n'a pas soin d'y porter remède ; le poids de la masse musculaire postérieure exerce une traction énergique sur la partie antérieure de la manchette, la comprime sur l'arête tranchante du tibia et la sphacèle.

On pose ordinairement comme règle que l'affrontement soit *total*. Cette condition n'est pas nécessaire d'une façon absolue, et l'on peut dire que la chirurgie moderne a réalisé un grand progrès en se contentant d'obtenir des réunions primitives partielles. Beaucoup de plaies ne sont pas susceptibles de se réunir sans suppuration dans toutes leurs parties, et ce serait une faute de se proposer un but impossible, comme dans certaines plaies contuses ou anfractueuses. Le chirurgien doit même abandonner à la suppuration, en ne la réunissant pas, une certaine partie des plaies, suites d'amputations ou d'ablations de tumeurs, sous peine de manquer son but, pour satisfaire à une autre indication capitale de la réunion, l'écoulement facile des liquides.

2° Nous avons vu que tout le travail de la réunion immédiate consistait dans l'exsudation d'un liquide plastique réparateur, il faut donc que les parties affrontées puissent sécréter ce liquide, en quantité suffisante, c'est dire qu'elles doivent avoir conservé *leur vitalité complète*. Toute partie de l'organisme privée en tout ou en majeure partie de sa circulation devient un corps étranger, une épine selon l'expression vulgaire, dont la nature se débarrassera par une élimination suppurative. La contusion des lambeaux est l'obstacle que le chirurgien rencontre le plus souvent dans cet ordre de lésions. Tout le monde est d'accord pour admettre qu'une contusion profonde, étendue, est une contre-indication formelle à la réunion, mais les avis sont partagés quand il s'agit de désordres moins prononcés. Les succès que l'on a obtenus dans ce cas ne permettent pas de poser une règle générale, et on laisse à la sagacité et à l'expérience du chirurgien le soin de décider s'il y a lieu de tenter la réunion totale ou seulement partielle.

Dans le cas d'opération, on devra en conséquence apporter des soins minutieux dans la dissection des lambeaux, conserver le plus possible leurs connexions vasculaires, limiter autant qu'on le peut le traumatisme. M. le professeur Michel insiste beaucoup dans ses cours sur ce point ; il défend formellement, dans une amputation de jambe, par exemple, de tirer sur la manchette en soutenant le moignon, et attribue ses nombreux succès au soin qu'il met à conserver les artérioles.

3° *Tout corps étranger, quel qu'il soit, oppose un obstacle insurmontable à la réunion primitive.* Suivant une loi générale de la nature, qui ne souffre aucune exception, un corps étranger abandonné au milieu des tissus vivants devient un irritant mécanique qui a pour conséquence inévitable le développement d'une inflammation secondaire et d'une suppuration éliminatrice. Il en est ainsi des corps inertes, balles, esquilles, fragments de bois, de vêtements, et enfin des tissus mortifiés qui, sans parler de leur action comme corps en dégénérescence, agissent aussi comme irritants mécaniques. Les fils ordinaires employés pour les ligatures d'artères et laissés dans la plaie, peuvent être rangés dans la même classe.

A ce point de vue, *le sang* peut jouer le rôle de corps étranger. Evidemment, si l'épanchement est minime, il n'entrave pas beaucoup la cicatrisation, grâce à la facilité de sa résorption ; mais si l'hémorrhagie est plus considérable et s'accompagne de la formation de caillots volumineux, les vaisseaux par lesquels s'effectue la résorption ne suffiront plus ; une accumulation se formera qui, en détruisant la juxtaposition des parties superficielles et des parties profondes, rendra inutile la sécrétion plastique. La réunion superficielle pourra se faire facilement, mais les parties profondes, dont la réunion est surtout importante, seront vouées à la suppuration. Ce que nous venons de dire du sang, nous le dirons à plus forte raison des *liquides organiques* sécrétés par la plaie, qui, eux, n'ont pas, comme le sang, un pouvoir de résorption, mais qui s'accumulent dans les anfractuosités où ils peuvent trouver accès. « *La rétention des liquides* est une des plus graves complications de la chirurgie » dit M. Sédillot (1).

Les effets de la rétention sont mécaniques ou immédiats, secondaires ou consécutifs. Nous nous occuperons plus loin de ces derniers. M. Sédillot (2) s'exprime en ces termes sur les dangers de la rétention des liquides : « Les liquides soustraits au contact de l'air et enfermés dans des cavités agissent seulement, dans le plus grand nombre des cas, comme corps étranger. Ceux exposés à l'air s'altèrent et deviennent des causes d'infections putrides souvent mortelles. . .. Les effets mécaniques des collections liquides s'expliquent par la compression, l'étranglement. La gêne et l'arrêt de la circulation capillaire, l'œdème, le gonflement, l'induration, la douleur, l'ulcération, la gangrène en sont les conséquences habituelles avec une foule de degrés dépendant du siége, de la nature, du volume, de l'acuité des accidents, de l'état de santé et d'impressionnabilité du malade. Mais le danger des rétentions par la compression mécanique qu'elles exercent est surtout remarquable dans les plaies dont on tente la réunion par des bandages d'occlusion, des agglutinatifs et des sutures. Le sang et la sérosité, retenus sous la peau et dans la profondeur des tissus, compriment de dedans en dehors toutes les parties environnantes, les écartent, les enflamment, en empêchent l'adhésion et font échouer la réunion, en déterminant en outre dans le plus grand nombre des cas des effets infectieux ou de résorption. »

4° La double influence de la rétention des liquides nous conduit à dire quelques mots de l'*action des causes septiques comme*

(1) Sédillot, Contribut. à l'étude de la chir., p. 6.
(2) Sédillot., loc. cit.

entrave à la réunion primitive. C'est à Pasteur et à son école que revient l'immortel honneur d'avoir démontré dans l'air atmosphérique et à la surface des différents objets la présence de microorganismes, de germes figurés, de poussières organiques qui, transportés dans certains liquides, s'y multiplient à l'infini, y déterminent des fermentations variées et donnent naissance à des produits putrides. Ces germes ont été retrouvés dans le sang des blessés morts d'accidents infectieux ; recueillis et cultivés, ils ont reproduit, lorsqu'on les inoculait à des animaux, des accidents analogues. La conclusion de ces études s'imposait ; la fréquence des accidents primitifs ou secondaires des plaies : érysipèle, infection purulente, septicémie, pourriture d'hôpital, dans les salles de blessés, dans les ambulances, s'expliquait par la quantité de liquides organiques et de matières animales présentes, terrain très-favorable au développement et à la transmission des germes infectieux. Que l'on vienne maintenant à abandonner dans une plaie des collections liquides où l'air infecté aura accès, que deviendra la cicatrisation au contact des produits septiques qui vont se former ? Une violente inflammation se développe qui transforme la collection en foyer purulent, avec phlegmon, érysipèle, etc. ; la résorption de ces produits putrides se fait facilement par la plaie et emporte souvent le blessé par infection. La facilité de la rétention des liquides dans les tentatives de réunion immédiate, a fait retomber sur ce mode de guérison toute la culpabilité des accidents consécutifs, et pour le prouver on a accumulé des faits sans nombre ; mais l'analyse de la plupart d'entre eux révèle plus souvent une imperfection dans l'application des agents de la réunion qu'un vice dans la méthode : la plupart du temps le drainage des plaies était omis ou mal fait ; on voulait trop obtenir, on perdait tout. Lisfranc, cependant, peu partisan de la réunion primitive, l'approuvait avec une condition : « Je suis d'ailleurs convaincu, dit-il, que si l'on peut obtenir un succès, il sera presque constamment incomplet ; il faudrait donc placer dans l'angle le plus déclive de la solution de continuité une mèche destinée à favoriser l'écoulement des liquides que fourniront probablement les surfaces dénudées (1). »

« Le côté faible des grandes méthodes modernes, dit M. E. Labbé, c'est de laisser séjourner longtemps sur les tissus lésés, les humeurs sécrétées par les plaies et de les livrer complaisamment à l'action absorbante de celles-ci, action non douteuse aujourd'hui depuis les expériences de Gosselin (1855) et de Demarquay (1867). Il peut y avoir dans ces liquides, quels qu'ils soient, septiques ou non putrides, des éléments funestes capables d'empoisonner l'organisme et de donner lieu à la septicémie ou à la pyoémie ; il faut, par conséquent, soustraire les plaies à cette source de contamination. Les méthodes modernes ne se préoccupent pas de cet inconvénient sérieux ; elles semblent considérer le pus non putride comme un baume innoffensif incapable de nuire aux plaies ; c'est à tort. Il y a là un danger à écarter. »

5° *Il est nécessaire, quand on tente une réunion immédiate, d'assurer à la plaie l'immobilité la plus complète.* — Cette indication paraît évidente, cependant il est nécessaire de la rappeler, car dans ces derniers temps, les partisans de Lister, entre autres M. Lucas Championnière (2), ont dit qu'il n'était pas nécessaire de s'en préoccuper beaucoup par l'emploi de la méthode antiseptique. C'est cependant une condition nécessaire, car si nous nous reportons au travail intime de la réunion primitive, nous voyons que le moindre glissement rompt les adhérences qui commencent à se former entre les éléments cellulaires et qui à ce moment sont encore bien faibles, et par là compromet l'organisation de ces produits nouveaux. Le plus léger tiraillement exercé

(1) Lisfranc, Precis de méd. opér., t. I, p. 122.
(2) Bull. de la Soc. de Chir., 1879, t. V, n° 2.

par un spasme musculaire, le moindre frottement produit par le renouvellement du pansement, a un retentissement funeste sur les jeunes cellules embryonnaires en voie d'évolution. La réalisation de l'immobilité d'une plaie a toujours été considérée comme tellement importante, que le rapport académique sur le pansement de M. A. Guérin attribue une grande part de ses succès à l'immobilisation du membre et à la rareté du pansement. M. Ollier (de Lyon) a cru devoir encore ajouter au pansement ouaté une carapace silicatée, dans le but de rendre l'appareil plus solide et encore plus immobilisateur. « Ne cherchez pas ailleurs, dit M. Trélat (1), le secret des résultats surprenants qui ont bouleversé la doctrine chirurgicale en matière de guérison des plaies ; ils datent du jour où l'on s'est trouvé en possession d'agents efficaces pour l'immobilisation. »

6° *Le chirurgien doit s'abstenir de toute irritation chimique.* — Cette condition est toute naturelle ; si un corps étranger, inerte par lui-même, est funeste à la réunion, combien à plus forte raison un topique acide ou alcalin produira une inflammation secondaire ! Les liquides organiques eux-mêmes séjournant sur les plaies, et se décomposant, donnent naissance à des irritants chimiques, tels que l'hydrogène sulfuré ; la décomposition des substances albuminoïdes produit de l'ammoniaque et de l'acide carbonique, que l'on retrouve surtout sous forme de sulfhydrate et de carbonate d'ammoniaque. Commes les substances albuminoïdes renferment du phosphore, il se forme aussi de l'hydrogène phosphoré (2).

Moyens de favoriser la réunion primitive. — Les efforts de la chirurgie moderne sont parvenus à mettre entre nos mains un certain nombre de moyens destinés à satisfaire aux indications de la réunion primitive, que nous venons de passer en revue :

(1) Trélat, loc. cit.
(2) Robin, leçons sur les humeurs. Paris, 1874

1° L'affrontement des parties peut être obtenu par différents procédés, variables selon les cas, et plus puissants les uns que les autres, ce sont : la position, la compression, les agglutinatifs et les sutures.

Pour les petites plaies, la *position* appropriée des lambeaux, unie à un relâchement complet des tissus, est souvent suffisante, mais pour les grandes plaies le fait doit être rare.

La *compression* est un moyen déjà plus énergique ; elle se fait avec des bandages, de l'ouate, des éponges, de l'amadou, etc. Pour atteindre son but, elle doit être molle, élastique, régulière et très-uniforme. Si elle ne remplit pas ces conditions, elle gêne la circulation, diminue la vitalité de la plaie, entrave l'évolution des éléments anatomiques ; si elle n'est pas rigoureusement uniforme, elle favorise les collections liquides dans les endroits moins comprimés, produit des collections purulentes, des phlegmons, des décollements avec fusées dans le tissu cellulaire. Lorsqu'elle est bien faite, elle restreint l'écoulement des liquides en oblitérant les veines et les lymphatiques, maintient énergiquement la juxta-position des parties et favorise beaucoup la réparation rapide des tissus. C'est M. A. Guérin qui a certainement trouvé la meilleure méthode d'obtenir cette compression idéale.

Dans certaines régions, comme le crâne, la compression est facile à exercer d'une façon très-régulière, à cause du plan résis-tant sous-jacent à la plaie ; mais sur les moignons, elle devient souvent très-difficile et irrégulière.

Les *agglutinatifs*, taffetas gommé, collodion, bandelettes de diachylon, sont employés lorsque les lambeaux ont besoin d'une contention plus puissante. Leur emploi exclusif a des partisans nombreux et très-autorisés, comme M. H. Larrey (1), Maupin (2),

(1) H. Larrey. — Recueil de mém. de méd. et de chir. milit., 1ʳᵉ série, t. XXXIV, 1833.
(2) Maupin. — Recueil de méd. et de chir. milit., 2ᵉ série, t. XXIV, 1857.

Sédillot (1). Laugier leur fait les reproches suivants, qui sont très-justifiés : 1° de ne pas maintenir exactement la réunion à cause de [la difficulté d'exercer une constriction suffisante sous peine d'étranglement ; 2° de repousser les chairs en arrière et de favoriser ainsi la saillie de l'os, en formant au devant de lui un cloaque où s'accumulent tous les fluides sécrétés ou exhalés par la surface traumatique ; 3° de prédisposer à l'érysipèle ; 4° d'exiger des tiraillements douloureux (2).

Les sutures sont le moyen qui tend à prévaloir de nos jours, et qui est considéré comme le plus efficace dans la réunion des grandes plaies. On se sert du fil d'argent de préférence au fil végétal. Sans dire avec Marion Sims que la découverte du fil d'argent est la plus belle conquête chirurgicale du siècle, nous pouvons, sans craindre d'être démenti, affirmer sa supériorité. Il ne se dilate pas et ne s'imbibe pas de liquides comme le fil végétal ; dans les tissus il ne forme pas une anse arrrondie qui les comprime, mais il se plie à angle droit et permet un affrontement plus doux. Pour ces raisons, il peut être abandonné dans les plaies ; nous avons vu des sutures, laissées en place pendant très-longtemps, ne déterminer aucun accident. De plus, leur application est très-facile à l'aide de l'aiguille de Startin ou du chasse-fil de Collin.

L'affrontement des lambeaux superficiels n'exige ordinairement qu'une suture à points séparés ; c'est souvent le seul moyen aidé de la compression qu'on emploie sur les plaies, suites d'amputations de membres ; mais certaines plaies nécessitent souvent une contention plus énergique, lorsque les lambeaux, par leur poids ou par des contractions musculaires, ont une tendance à se désunir ; on a recours alors à la suture profonde enchevillée que Roux appliquait si heureusement à la perinéorrhaphie ; c'est ce mode de su-

----

(1) Sédillot. — Recueil de mém. de méd. et de chir. milit., 2ᵉ série, t. XXVI, XXVII, 1871.
(2) Laugier. — Compte-rendu des séances de l'Acad. des sciences, 1859.

ture que l'on désigne aujourd'hui sous le nom de sutures en plaque, en bouton. Le principe est toujours le même : après avoir traversé toute l'épaisseur des lambeaux avec un fil d'argent solide, on tend ce fil en garnissant ses extrémités d'une cheville qui forme arrêt ou d'une plaque de plomb ovale, malléable et percée d'un trou (Trélat) (1).

La méthode de la suture profonde a été communiquée par M. Azam (de Bordeaux), à la Société de chirurgie, en 1874. Suivant M. Lefort (2), la suture profonde réalise un très-grand progrès au point de vue de la réunion primitive : « Obtenir la réunion immédiate au niveau de l'os, telle est l'indication qui domine tout le traitement d'une plaie d'amputation.... Dans une amputation, c'est l'os et non les parties molles qui est le point de départ de l'infection purulente. Supprimez toute suppuration au niveau de l'os, obtenez au niveau de l'os la réunion immédiate, et vous aurez mis dès les premiers jours votre amputé à l'abri de l'infection purulente ».

M. Azam, en appliquant sa méthode de pansement à sutures profondes et à drainage, n'a rien inventé. L'idée première de la suture profonde revient à Laugier, et celle du drainage, à Roux et à Arlaud (3). Déjà E. Bœckel, dans un mémoire lu à la Société de médecine de Strasbourg, en 1859, a décrit les avantages des sutures sur plusieurs rangs ou multisériées (4).

2° L'indication du drainage des plaies a été entrevue de tout temps par les chirurgiens, comme moyen de l'opposer à la rétention des liquides, et dans ce but ils plaçaient jusqu'au fond de la plaie des mèches de charpie ou de linge ; mais ces mèches, qui devaient conduire au dehors les liquides, n'étaient trop souvent que

(1) Loc. cit.
(2) Bull. de l'Acad. de méd., 2° série, t. VII, p. 145.
(3) Gosselin, Clin. chir., 3° édit., p. 85.
(4) Gaz. méd. de Strasbourg, 26 janv. 1860.

des bouchons qui servaient à les retenir. M. Chassaignac, en imaginant les drains de caoutchouc, a donc réalisé un très-grand progrès. Ces tubes élastiques et de rigidité suffisante, à fenêtres latérales, sont très-peu irritants par eux-mêmes et collectent admirablement les liquides. Leurs bons effets sont universellement reconnus, à tel point que les étrangers, tels que Lister, sont venus les chercher chez nous. Le drainage par les faisceaux de crins de cheval, de fils de catgut a une action moins efficace ; aussi son usage ne s'est-il pas répandu. Koeberlé (de Strasbourg) emploi de préférence aux drains de Chassaignac, des tubes de verre qui ont l'avantage d'être d'une propreté plus grande et de s'obstruer moins facilement par les caillots. Le drainage par les tubes a été mis en pratique pour la première fois, à la fin de 1859, à l'hôpital de Saint Mandrier, par J. Roux et Arlaud, sur des blessés de l'armée d'Italie, concuremment avec l'affrontement des lambeaux et la suture entrecoupée. Sur 22 désarticulations, dont 4 de cuisse et 13 de l'épaule, il n'y eut pas un seul décès. Depuis dix ans que les chirurgiens de Bordeaux ont adopté cette méthode, ils n'auraient eu que 12 décès sur 202 amputations, soit 6 p. 0/0 ; 30 amputations de cuisse n'ont donné que 6 morts (20 p. 0/0), et sur 33 amputés de jambe, 3 seulement ont succombé (1).

3° Comme l'origine des causes septiques sur les plaies est jugée différemment par les chirurgiens, et que cette importante question n'est pas encore résolue, malgré les longues discussions qui ont eu lieu en 1877 et 1878 à l'Académie de médecine, nous ne pouvons parler des moyens prophylactiques d'une façon générale. Dans l'étude des principales méthodes de pansement que nous étudierons, nous verrons de quelle manière et par quels moyens leurs auteurs ont pensé écarter ces influences des plaies.

(1) J. Rochard, Bull. de l'Acad. de méd., 2ᵉ série, t. VI, p. 1264, 1877.

Avantages de la réunion primitive. — Les avantages procurés par la réunion immédiate sont nombreux et importants.

Elle diminue ou supprime complètement la douleur et la réaction générale qu'entraîne à sa suite tout traumatisme; elle épargne ainsi au malade tout le cortége des symptômes fébriles, et permet aux organes digestifs de reprendre dans un court délai leur fonctionnement régulier. En réduisant à son minimum d'étendue la surface avivée, en hâtant la cicatrisation, elle diminue l'absorption des miasmes septiques et prévient les accidents primitifs et secondaires des plaies. Ce sont surtout les malades atteints de suppurations chroniques et déjà affaiblis qui bénéficient de la réunion primitive quand on vient à les opérer, car elle leur épargne une nouvelle suppuration dont ils ne pourraient pas toujours faire les frais. Enfin, mieux que tout autre mode de cicatrisation, elle assure la régularité des cicatrices qu'elle réduit à des traces linéaires. Ces avantages sont facilement admis par tout le monde, et nous n'en doutons pas, la réunion primitive deviendrait la règle générale, si les chirurgiens n'avaient cette tendance à rejeter sur ce mode de guérison, excellent par lui même, les accidents qui ne dépendent la plupart du temps que d'un vice d'application.

M. Sédillot, considérant les diverses maladies qui peuvent atteindre les plaies, réclame les pansements favorisant la réunion immédiate : « Les plaies, dit-il, exposant aux contages, aux inflammations, aux absorptions, aux infections et à leurs conséquences locales et constitutionnelles, sont d'autant plus dangereuses qu'elles sont plus vastes ; leur gravité est, en outre, proportionnelle à leur durée qui en augmente et multiplie les dangers. De là l'indication de les affronter le plus possible et de chercher par tous les moyens possibles la réunion immédiate et l'occlusion par les sutures superficielles et profondes et les autres ressources de la chirurgie » (1).

M. Trélat dit de Nélaton : « Ce chirurgien sagace, avisé, eclectique, recourait peu à la réunion primitive pour les grandes plaies opératoires, mais il la connaissait et appréciait ses ressources ; on sentait que s'il ne la tentait pas plus souvent, c'était faute de moyens en son pouvoir ; si on lui avait offert les ressources dont nous disposons aujourd'hui, il eût été le premier à s'en emparer et à les mettre à profit » (2).

M. J. Rochard est encore plus énergique en terminant son discours, sur le pansement des plaies, à l'Académie de médecine : « En résumé, si la méthode qui fait rentrer les amputations dans la règle ordinaire des opérations et qui consiste à diviser les tissus successivement et couche par couche en liant les vaisseaux au fur et à mesure et avant de les ouvrir, dit ce chirurgien, me semble constituer un progrès, en revanche *le pansement ouvert me fait l'effet d'un pas en arrière* » *(3)*.

§ 2. — Réunion par seconde intention.

Lorsque la réunion primitive n'a pas réussi ou n'a pu être tentée, la plaie se guérit par bourgeonnement ou seconde intention. Ce mode de cicatrisation est surtout caractérisé par la production de bourgeons charnus et de pus. Le travail est pour ainsi dire dédoublé, et au lieu de créer un simple trait d'union entre deux lambeaux affrontés, il est localisé sur un seul et doit produire une épaisseur de tissu conjonctif suffisante pour combler la perte de substance : les phénomènes primitifs sont les mêmes que dans la réunion immédiate, seulement le tissu embryonnaire et les

(1) Rec. mém. de méd. chir et pharm. milit., 1871, t. **XXVII**, p. 263.
(2) Trelat., loc. cit.
(3) Bull. Acad. de méd, 2e série, t.**VI**, p. 1268.

néocapillaires s'organisent en bourgeons charnus formant une surface granuleuse appelée la *membrane pyogénique*, nom impropre, car ce n'est pas elle qui sécrète le pus. Ici, comme précédemment, la réparation ne se fait qu'à l'aide d'une inflammation physiologique qui doit rester très-limitée sous peine de devenir pathologique. Les bourgeons charnus s'élèvent peu à peu du fond vers la superficie, et de la périphérie vers le centre de la plaie, au fur et à mesure que leurs parties profondes s'organisent en cellules fusiformes et en fibrilles de tissu conjonctif. Lorsque la solution de continuité est comblée, le nouveau tissu se recouvre d'une pellicule légère d'épiderme très-délicat et peu résistant. La cicatrisation est alors complète.

Condition de la réunion secondaire. — Comme c'est toujours d'une plaie qu'il s'agit, il est évident que nous retrouvons ici des indications communes aux deux modes de cicatrisation et que nous avons déjà développées à propos de la réunion primitive ; aussi, pour éviter des répétitions, ne ferons-nous que les indiquer, en faisant remarquer l'importance spéciale de quelques-unes, en raison de la plaie qui est exposée largement aux irritations mécaniques et septiques.

La réunion secondaire exige pour réussir :

1° *Une grande vitalité des tissus*, car le travail de réparation est très-long, très-pénible ; si elle manque, par suite de troubles circulatoires ou d'un grand affaiblissement du blessé, on voit les bourgeons charnus pâlir, devenir exubérants, mous, fongueux et rester indéfiniment dans cet état. En même temps le pus devient séreux et fétide. La cicatrisation s'arrête, la plaie devient un ulcère.

2° *Un libre écoulement du pus.* « Par une erreur inconcevable, dit M. Sédillot, des chirurgiens d'une certaine réputation avaient soutenu un moment que le pus, liquide crémeux, sans odeur, légèrement consistant, était le meilleur modificateur des plaies et qu'il fallait leur en conserver le contact. Nos recherches et nos expériences ont mis fin à cette erreur. Ne voit-on pas tous les jours le pus traverser les tissus, les muscles, les aponévroses, les intestins, l'utérus, le vagin, la vessie, les plèvres et les bronches, pénétrer dans les articulations, amener d'affreux désordres et la mort. Le pus est donc en réalité un liquide très-dangereux qui menace sans cesse d'imminentes complications et dont il faut assurer le libre écoulement avec une vive attention, si l'on veut se mettre à l'abri des accidents les plus redoutables. » (Sédillot) (1). Cette opinion est aujourd'hui celle de la plupart des chirurgiens qui ont vu à quels dangers exposait les blessés la rétention du pus dans les anfractuosités de la plaie. L'importance du drainage est surtout manifeste dans la désarticulation coxofémorale par le procédé de M. Verneuil (2), où la cavité cotyloïde devient rapidement la cause d'un foyer purubent.

3° *L'absence de toute cause septique.* — Si la rétention du pus dans les plaies ouvertes devient la source d'accidents si redoutés des chirurgiens, ce n'est pas tant à cause du pus, qui, par lui-même, lorsqu'il n'est pas altéré, est un produit inoffensif, qu'à cause de la facilité avec laquelle il se putréfie au contact de l'air. Le danger est surtout à craindre dans les premiers jours, alors que les orifices des vaisseaux sont encore béants et résorbent avec rapidité les produits de décomposition ; lorsque la membrane granuleuse est formée, l'action absorbante de la plaie est moins énergique ; du reste, le travail incessant de la réparation comble assez rapidement les anfractuosités et s'oppose aux collections. Mais la membrane granuleuse est sans cesse exposée à des traumatismes, source d'ulcérations imperceptibles, qui sont autant de portes ouvertes à l'absorption.

(1) Sédillot. — Contr̄but. à l'étude de la chir., p. 6.
(2) Verneuil. — Bull. acad. de méd., 1877. 2ᵉ série, t. VI, p. 1132.

4° *L'absence de toute cause d'irritation mécanique :* bandage, compression irrégulière, renouvellement fréquent du pansement, etc., ou *chimique* : acides, alcalis, solutions antiseptiques qui irritent la surface de la plaie.

5° *L'immobilisation la plus complète possible des parties.*

6° *L'absence de tout corps étranger.*

Inconvénients de la réunion secondaire. — Ce mode de guérison est loin d'avoir la simplicité de la marche de la réunion primitive, car il entraîne l'intervention forcée d'un certain nombre d'actes toujours inutiles et bien souvent nuisibles. Ces actes sont en effet d'ordinaire le point de départ des plus fâcheuses complications des plaies, il suffit de les signaler pour démontrer l'infériorité de cette méthode. Quand l'hémorrhagie est terminée, au lieu d'assister aux phénomènes de l'affrontement des surfaces, on voit s'établir une fonction nouvelle qui crée un obstacle malgré lequel devra se faire la cicatrisation ; c'est l'inflammation et ses suites, l'élimination des parties mortifiées et la suppuration.

Avec l'inflammation apparaissent la tuméfaction, la douleur, la réation fébrile générale ; bientôt on voit naître la suppuration, sorte de déviation dans la vitalité des tissus qu'il serait si prudent d'éviter, car tant qu'elle dure, la plaie demeure ouverte à tous les accidents primitifs ou secondaires, phlegmons, lymphangites, phlébites, septicémie, pyohémie, pourriture d'hôpital. Ces accidents sont si fréquents que l'on pourrait dire qu'il n'y a pas de plaie dont l'évolution ne présente quelque phénomène pathologique.

En général, on fixe entre trois et six semaines le temps nécessaire pour obtenir la cicatrisation d'une grande plaie, mais ces chiffres sont bien au-dessous de la moyenne, surtout quand on se trouve dans les hôpitaux où les complications sont fréquentes. On conçoit quelle force de résistance le chirurgien devra trouver dans son blessé pour qu'il supporte pendant si longtemps sans s'affaiblir des causes si puissantes de dépérissement.

Il n'est pas jusqu'à l'avenir qui ne soit compromis par ce mode de réparation ; sans parler des nombreuses lésions qui peuvent se développer sur les cicatrices, on signale : les déformations du membre par rétraction des lambeaux, la saillie de l'os nécessitant souvent une opération ultérieure, parfois l'impossibilité d'adapter un appareil prothétique.

§ 3. — Rôle du pansement en général.

Il nous est facile maintenant de déduire des faits précédents, le but que doit remplir un pansement en général.

On lit dans Follin : « Quand on étudie avec soin les divers modes de traitement des plaies, on arrive promptement à douter de l'action vraiment curative de quelques-uns d'entre eux ; les plaies guérissent si souvent toutes seules qu'on ne peut accorder de confiance qu'aux moyens mécaniques destinés à favoriser une réunion immédiate ou secondaire » (1). Ces lignes déterminent le véritable rôle du pansement et le seul but que doit se proposer le chirurgien dans son emploi. Tout se réduit à une action mécanique favorisant la réunion, mais n'intervenant nullement dans l'acte de la cicatrisation, qui est complètement abandonné à la nature, et qu'il n'est guère possible de favoriser autrement qu'en évitant de le contrarier (2).

Tout pansement doit donc être avant tout un agent de protection pour la plaie, en écartant d'elle toutes les causes d'irritation que nous avons passées en revue, soit mécaniques, soit chimiques, soit septiques, venant de l'extérieur ou de l'intérieur, et produisant l'inflammation. Par conséquent, le pansement ne devra pas être irritant, et il l'est quand on le renouvelle souvent.

(1) Follin. — Traité de Pathol. externe, t. I, p. 382.
(2) Cassedebat. — Loc. cit.

En théorie, l'appareil doit être changé assez souvent pour que les liquides secrétés n'incommodent point le malade par leur odeur et ne soient pas irritants pour la plaie ; mais cette façon d'agir est nettement contre-indiquée par la physiologie de la réparation. C'est ce qu'exprime M. Gosselin dans ces termes : « Si le pansement est rare, le repos et la chaleur seront favorables au travail d'adhésion ; s'il est fréquent, les mouvements qu'on imprime pour ôter et remettre les pièces d'appareil pourront troubler ce travail. D'un autre côté, le pansement rare ne permet pas de combattre l'inflammation si elle est trop intense, de relâcher les moyens protecteurs et unissants si le gonflement est devenu considérable. En présence de deux indications contradictoires, repos et surveillance, que faut-il faire ? Rien d'absolu. Si la plaie est petite ou peu profonde et que par suite l'adhésion soit probable ; si le malade ne souffre pas, il vaut mieux ne rien toucher ; si, au contraire, la plaie est étendue ou profonde, composée d'éléments multiples, si cette adhésion immédiate que l'on cherche a peu de chance de s'opérer et que l'inflammation soit plus probable, toutes conditions qui se présentent, surtout à la suite des grandes opérations, il vaut mieux renouveler le pansement extérieur le lendemain ou le surlendemain (1). »

Les avantages du pansement rare ne sont plus contestés aujourd'hui et son emploi est universel dans la pratique. Du reste, ce n'est pas une innovation. Déjà Magatus en faisait l'apologie dans son traité : « *De rarâ medicatione vulnerum seu de vulneribus raro tractandis.* » Belloste insistait sur la nécessité de traiter les plaies promptement, rarement et doucement (2). Au commencement de ce siècle Larrey (3) était partisan de cette méthode.

(1) Gosselin. — Thèse pour le concours de clin. chir. Paris 1851, p. 29.
(2) Belloste. — Le chirurgien à l'hôpital, t. I, p. 9.
3) Larrey. — Clin. chir., t. I, p. 4 et 5.

L'intervention active du pansement étant écartée, il demeure établi que le meilleur des pansements sera celui qui aura pour but la suppression la plus rapide de la plaie.

Comme la comparaison des différents modes de cicatrisation nous a montré la supériorité de la réunion primitive sur la réunion secondaire, nous pouvons dire que la meilleure méthode de pansement sera celle qui réalisera le plus promptement et le plus facilement possible la réunion primitive ; la plus défectueuse sera celle qui le fera manquer, mettra plus de temps pour l'obtenir ou exposera à des dangers.

C'est d'après ces principes que nous allons juger la valeur des différentes méthodes de pansement employées de nos jours. Nous aurons en vue dans cette étude les pansements appliqués dans les hôpitaux et les grands centres, toute réserve faite pour les cas isolés et la pratique de la campagne. Pour ces derniers, nous ferons remarquer que les résultats ne sont pas du tout comparables à ceux des hôpitaux ; dans ces derniers l'hygiène est mauvaise, l'état général des malades est peu satisfaisant, le chirurgien est obligé de faire toutes les opérations qui se présentent ; le praticien à la campagne se trouve au contraire dans des conditions tout autres et infiniment meilleures.

Tout ce que nous avons dit de la cicatrisation, et ce que nous ajouterons dans la suite à propos des pansements, s'applique surtout aux plaies d'amputations de membres et d'extraction de tumeurs. Nous avons moins en vue les petites plaies, les opérations spéciales, telles que les autoplasties, et les traumatismes accidentels, où la conduite du chirurgien est tracée par des circonstances particulières.

CHAPITRE II.

§ 1. — Du pansement simple.

Substances employées et application du pansement. — Les anciens chirurgiens, plus confiants dans leurs procédés que dans ceux de la nature, se faisaient forts de régler à leur guise le travail de cicatrisation des plaies. Ils possédaient pour cela tout un arsenal d'onguents, de pommades et de baumes dont les vertus spéciales correspondaient aux différentes phases du travail réparateur qu'ils divisaient en cinq périodes : l'inflammation, la suppuration, la détersion, l'incarnation et la cicatrisation. Ils avaient en conséquence des suppuratifs, des maturatifs, des détersifs, des incarnatifs et des cicatrisants. La réaction qui se produisit dans les années 1735 et suivantes eut pour résultat de substituer aux onguents et aux baumes la charpie enduite de cérat (1). Ce pansement est très-simple : on fait un plumasseau de charpie, on le recouvre d'une légère couche de cérat, on applique par dessus une compresse et on maintient le tout par des tours de bande. En 1792, Larrey, à l'armée du Rhin, interposa entre la plaie et le plumasseau un linge fenêtré sur lequel il appliquait le topique. Cette pratique est encore beaucoup suivie de nos jours ; elle a pour but de prévenir l'adhérence à la plaie des brins isolés de charpie, tout en permettant au pus de venir imbiber le plumasseau.

Nous allons passer en revue successivement les différentes pièces du pansement et les divers topiques, et rechercher quelle

(1) J. Rochard. — Nouv. Dict. de méd. et de chir. pratiques, art. Pansement.

peut-être leur valeur au point de vue de la cicatrisation des plaies. Nous avons surtout en vue le pansement appliqué à des traumatismes de quelque importance et aux plaies chirurgicales :

1° *La charpie* est un assemblage de filaments, retirés du linge qu'on a effilé. Une bonne charpie doit être préparée avec du linge propre de toile demi-usée, conservé dans un lieu sec, bien aéré et éloigné de tout genre d'infection. Elle ne doit pas être comprimée, ce qui lui ferait perdre sa souplesse et ses propriétés absorbantes.

Elle a pour but et pour avantage de former une couche protectrice à la plaie, d'entretenir une température à peu près constante, et enfin d'absorber les liquides. Mais nous demandons où l'on trouve ailleurs que dans les traités de pansement cette charpie idéale ? Celle que nous avons vu employer dans les hôpitaux est faite de vieilles compresses, de vieilles alèzes qui ont été en contact avec toutes sortes de plaies. La fabrication en est confiée souvent à des mains d'une propreté très-douteuse : ce sont des malades, condamnés au repos du lit, souvent atteints d'ulcères, et sans cesse occupés à remanier leur pansement, qui sont chargés de ce soin. De plus, la charpie est entassée dans ce que l'on appelle *les appareils* et abandonnée une grande partie de la journée, sinon complètement, dans les salles de malades, exposée à tous les germes infectieux. Il est à supposer que les autres hôpitaux ne sont pas mieux favorisés sous ce rapport que ceux de Nancy. Or, quels services pouvons-nous demander à un pareil produit ? Nous devions plutôt dire quels accidents n'avons-nous pas à en attendre ?

La charpie, outre les propiétés septiques qu'elle peut avoir, est par elle-même un irritant mécanique assez puissant. Si l'on examine à la loupe un de ses brins, on le voit couvert de petites barbes qui lui communiquent précisément cette action irritante. En effet, elles adhèrent facilement aux tissus et aux bourgeons charnus, et lorsqu'on les enlève au moment du pansement, on est obligé de produire des éraillures qui, selon l'expression de M. Gross (1), sont des traumatismes énormes pour les éléments embryonnaires à peine formés. Du reste, une expérience que tout chirurgien a faite démontre nettement cette irritation des plaies produite par la charpie, c'est l'application d'un plumasseau sec sur des surfaces atoniques qu'on veut exciter.

2° Le cérat est un topique composé d'huile d'olive, de cire et d'eau. Son action thérapeutique est nulle ; son but est d'empêcher l'adhérence du pansement à la plaie.

Le cérat récent et bien préparé est un corps inerte ; mais conservé de longue date, il subit facilement une fermentation qui donne naissance à des acides gras très-irritants et qui enflamme les plaies. Appliqué sur un plumasseau, il agglutine les brins de charpie et s'oppose à l'absorption du pus par cette dernière. Le linge fenêtré porte un remède très-insuffisant à cet inconvénient, car les trous ne sont pas assez nombreux pour permettre un libre écoulement du pus et il en reste toujours une grande quantité sur la plaie.

Il y a vingt ans, la glycérine, préconisée par Demarquay (2) et Denonvilliers, détrôna le cérat pendant un certain temps. Elle a pour propriété de maintenir les plaies dans un grand état de propreté, elle est soluble dans la plupart des liquides et d'une conservation facile ; mais elle dessèche trop la plaie et adhère facilement aux téguments. Lorsqu'elle est impure, elle cause du prurit, de la cuisson et enflamme les plaies. Aujourd'hui elle est très-peu employée, même par les partisans du pansement simple, qui ne lui ont pas reconnu de vertu prophylactique contre les accidents des plaies.

Inconvénients. — Le pansement ordinaire dans son ensemble a pour avantage de se faire avec des objets qu'on trouve partout, et

(1) Gross. — In revue méd. de l'Est, t. IV, p. 253.

(2) Demarquay. — De la glycérine et de ses applicat. à la chir. Paris, 1855.

de s'appliquer rapidement. Quant aux indications des plaies il en remplit fort peu : 1° d'abord il est peu propre à favoriser la *réunion immédiate*, car il ne dispose d'aucun moyen pour aider la nature à l'opérer. La rétention des liquides est de règle générale sous ce pansement, car la charpie, après s'être imbibée des premières gouttes de liquide exsudé, se dessèche, adhère à la plaie et ferme toutes les issues possibles ; du reste, ses propriétés absorbantes, surtout lorsqu'elle est recouverte de cérat, sont assez restreintes. En outre, ses brins en s'interposant entre les lèvres de la plaie deviennent des corps étrangers irritants qu'on ne peut arracher qu'en éraillant les points où ils adhèrent. De là la nécessité du pansement rare établie par les anciens chirurgiens, qui connaissaient bien l'irritation produite par les pansements fréquemment renouvelés ; aussi ne levaient-ils le premier appareil que 3 ou 4 jours après son application ; attendant que *la suppuration ait détruit les adhérences.*

Ils comptaient donc fort peu sur leurs tentatives de réunion, et lorsqu'elles étaient couronnées de succès, on peut dire que c'était fortuitement et par exception. Il nous est facile de comprendre leur répulsion pour la réunion immédiate et la frayeur qu'elle leur inspirait ; les moyens de la favoriser leur manquaient, leurs tentatives avaient été si souvent suivies d'accidents, que véritablement ils étaient en droit de la repousser comme possible et d'affirmer que la suppuration était nécessaire à la cicatrisation des plaies. Tout, en effet, conspirait pour produire une inflammation secondaire : rétention des liquides suivie de décomposition, irritation mécanique de la charpie, irritation chimique du cérat altéré ou s'altérant sur la plaie, défaut de compression pour maintenir l'affrontement des lambeaux ; sans parler des influences septiques, surtout manifestes sur les plaies largement exposées, contre lesquelles le pansement ordinaire est complétement désarmé.

2° Dans le cas de *réunion par seconde intention*, ce pansement a pour grave inconvénient d'irriter trop fortement la membrane granuleuse et donner des bourgeons exubérants qu'on est obligé de réprimer, sous peine de les voir devenir fongueux. Le cérat s'agglutine avec le pus et les brins de charpie, adhère fortement aux bords de la plaie et forme des croûtes irritantes très propres à favoriser le développement des germes septiques. Les lotions qui ont l'inconvénient d'amoindrir la vitalité des bourgeons ne suffisent pas à détacher les croûtes, et l'on est souvent obligé de les enlever avec une spatule, au risque de détruire la pellicule cicatricielle sous-jacente. Enfin, le pus, toujours en très grande abondance en raison de l'inflammation considérable de la plaie, n'est pas absorbé par la charpie, reste sur la membrane granuleuse, s'y décompose facilement au contact de l'air, donne naissance à des produits infectieux qui sont résorbés par la plaie et provoque toute la série des accidents locaux et généraux.

En résumé, le pansement simple au cérat ne répond à aucune des indications capitales de la réunion primitive, expose les plaies qui se cicatrisent par bourgeonnement à des accidents graves et nombreux, souvent mortels pour le blessé.

Par là il impose une grande réserve à l'opérateur, rend impossibles certaines opérations où la réunion primitive est de rigueur pour le succès, comme l'ovariotomie, et très dangereuses certaines plaies, comme celles des séreuses articulaires, où l'inflammation survient facilement avec toutes ses suites.

C'est certainement contre le pansement ordinaire, appliqué à la réunion primitive, que M. Sédillot, en 1848, a prononcé le réquisitoire suivant : « Les pansements sont une des grandes causes de la mortalité, par les accidents auxquels ils donnent lieu. Le moignon est étranglé par un appareil inextensible, les bords de la plaie le sont par des bandelettes et des sutures. Les liquides, sang, sérosité et pus, retenus dans la plaie, compriment les chairs, font obstacle à la cicatrisation, amènent l'œdème, le gonflement, l'inflammation, des érysipèles, des foyers purulents, la fonte ulcéreuse des tissus, des phlébites, l'ulcération des veines, la pyohémie, la carie et la nécrose de l'os, etc. Que tous les chirurgiens fassent appel à leurs souvenirs et qu'ils se demandent s'ils n'ont pas vu, à la levée du premier appareil, la peau œdématiée, couverte de phlyctènes dans l'intervalle des bandelettes agglutinatives, frappée de rougeurs erysipélateuses, un pus sanieux et fétide s'écouler de l'intérieur du moignon, et tous les malades exprimer un soulagement marqué après le pansement ! Qui n'a été témoin de ces plaies, en apparence réunies presque en totalité et qu'il fallait agrandir pour faciliter l'écoulement du pus rassemblé au-dessous d'un pertuis fistuleux en large foyer ? Combien d'abcès et de fusées purulentes ont compromis de guérisons ; que de caries et de nécroses qui retardent indéfiniment la cure ? Ce sont là des faits fréquents, faciles à constater dans tous les services hospitaliers. Les pansements en eux mêmes sont fatigants, douloureux, exposent à des refroidissements et par suite au tétanos ; ils exigent un temps très long et doivent être confiés à des aides dont l'expérience n'égale pas le zèle. Une hémorrhagie ne peut être immédiatement reconnue ou arrêtée.

Le membre amputé est peu ou trop peu comprimé, les bandes se relâchent, les chairs ne sont plus suffisamment retenues, les muscles se rétractent malgré la perfection de la manœuvre opératoire, l'os fait saillie, s'altère et la vie du malade reste compromise (1) ».

Il nous resterait maintenant à donner les statistiques fournies par le pansement simple ; nous préférons les citer plus tard, afin de pouvoir les comparer aux résultats fournis par les autres méthodes de pansement.

(1) Sédillot, Annales de thérapeutique chirurgicale. 1848, t. VI, p. 248.

§ 2. — Pansement à l'alcool.

De nos jours on a voulu modifier le pansement simple pour répondre surtout à l'indication d'éloigner les causes septiques, et on a essayé toute une classe de topiques dits *désinfectants*. Mais aucun n'a rendu les services qu'on en attendait. Le désinfectant par excellence que demandait Reveil était « une substance qui agit à la fois en masquant l'odeur, en s'opposant à la putréfaction, en donnant de la vitalité aux tissus, en détruisant l'action toxique des produits morbides ainsi que leur action irritante et corrosive ». Ceux qu'on a employés ne répondaient d'ordinaire qu'à une seule de ces conditions. La poudre de charbon, le coaltar, les chlorures et hypochlorites, l'acide phénique en lotions, les sulfites et hyposulfites, l'acide thymique, le permanganate de potasse, le perchlorure de fer, l'iode, le brome, le bismuth sont dans ce cas. Aucun n'a pu être érigé en méthode, parce qu'il ne répondait qu'à une indication trop restreinte du pansement des plaies (1).

Mais de tous les topiques, l'alcool, déjà employé aux temps hippocratiques, a occupé le plus sérieusement l'attention des chirurgiens depuis une trentaine d'années (1848). C'est Nélaton qui en fit le premier un usage suivi dans les hôpitaux de Paris, à la suite des mémoires publiés en 1859 par Batailhé et Guillet ; en 1864, ses internes de Gaulejac et Chédevergne publièrent les résultats obtenus à l'hôpital des Cliniques. De nos jours, c'est M. Perrin qui s'est fait le défenseur de ce pansement.

Application. — Voici le mode d'application employé et les faits qui résultent de l'observation clinique. L'alcool doit être mis en contact avec toutes les parties de la plaie, c'est là une condition esssentielle. Pour cela, elle est soumise à des lavages répétés avec

(1) Rochard, hist. de la chir. française. — Labbé, les pans. antisept., journal de thérap., 1874, nᵒ 24 ; 1875, nᵒˢ 1, 2, 3, 4, 5.

une solution marquant 90°. Cette solution concentrée n'a pas toujours été employée, on s'est servi souvent, sous le nom de pansement à l'alcool, de solutions à 90° coupées d'eau dans la proportion d'un tiers ou de moitié, ou bien encore d'eau-de-vie camphrée qui ne marque que 56°. La solution concentrée est préférable, car l'alcool jouit alors de propriétés parfaitement établies, qui deviennent nulles ou très-faibles dans les solutions diluées. Après un lavage complet ou des injections, si elles sont nécessaires, on recouvre la plaie de plumasseaux de charpie imbibés de la solution employée et on recouvre le tout d'un tissu imperméable pour retarder l'évaporation sans la supprimer complétement, car la plaie a besoin d'un certain degré de sécheresse. Dans la suite, il faut veiller à ce que le pansement soit toujours un peu humide et on a recours à des arrosages d'alcool.

Effets physiologiques. — Ce liquide, mis en contact d'une plaie, coagule immédiatement le sang, qui devient brun et poisseux, ensuite l'albumine des tissus ; aussi voit-on apparaître au bout de 24 heures sur la plaie une pellicule grisâtre, une sorte d'enduit glutineux qui confond tous les tissus sous le même aspect. La plaie est alors très-sèche ; du 7e au 9e jour apparait un léger suintement suivi d'une suppuration séreuse peu abondante. La pellicule grisâtre s'épaissit, devient floconneuse, jaunâtre et donne à la plaie un aspect très-désagréable. Quant cette membrane pultacée est détachée par le pus, elle laisse à découvert une membrane granuleuse à bourgeons très-petits, très-serrés, de couleur grisâtre, au milieu desquels on voit de petites ecchymoses. Si l'on continue l'usage de l'alcool, on peut faire reparaître la membrane floconneuse presque indéfiniment.

Comme phénomènes généraux, ce pansement diminue légèrement la fièvre traumatique, mais il produit, même à 45 degrés, une douleur très vive, assez persistante, qui arrache au blessé des cris perçants et lui fait redouter beaucoup le renouvellement de l'appareil.

Ce fait suffit chez les sujets impressionnables ou très-affaiblis pour les mettre dans un état moral très fâcheux pour leur guérison.

Appréciation. — Avantages. — Les partisans de l'alcool l'ont vanté comme un antiseptique énergique, cette propriété leur est démontrée par l'emploi qu'on en fait pour conserver les pièces anatomiques. Mais il ne les conserve qu'en les momifiant ; or, certes, ce n'est pas là, comme on l'a dit dernièrement, le but que nous devons rechercher quand nous l'appliquons sur une plaie vivante dont nous avons le plus grand intérêt à ménager la vitalité, condition que ne remplit certainement pas l'alcool, car par ses propriétés coagulantes énergiques il entrave l'évolution des éléments anatomiques. Nous admettons plus volontiers qu'il est antiseptique, parce qu'il empêche la fermentation des liquides, parce qu'il obture rapidement l'orifice béant des vaisseaux sanguins et lymphatiques, parce qu'il dépose sur les plaies un vernis protecteur, formé par la coagulation des matières albuminoïdes, et empêche ainsi l'absorption des liquides dont il diminue du reste considérablement la sécrétion pendant les premiers jours. Il réalise ainsi au début le cas d'une cicatrisation sous-crustacée.

Le pansement à l'alcool a encore pour avantages de conserver aux plaies une surface régulière et une grande propreté ; il ne produit pas de mauvaise odeur, il modère enfin l'inflammation par son action sur les capillaires qu'il contracte énergiquement, et par la réfrigération que produit l'évaporation de l'alcool.

Inconvénients. — La réunion par première intention est-elle possible avec ce pansement ? Si l'on emploie la solution à 90°, la solution hémostatique, coagulante, antiseptique, nous n'hésitons pas à répondre qu'elle est impossible. D'après la description du pansement, on devra laver à l'alcool toute l'étendue des surfaces qu'on doit affronter, c'est une condition nécessaire; mais on coagule la lymphe plastique et une mince couche de la surface avivée, or comment ce vernis privé de vie, véritable corps étranger, ne nécessitera-t-il pas son élimination préalable, par conséquent de la suppuration, avant de permettre la réunion ? Il est admissible qu'un lavage à l'eau alcoolisée peut ne pas entraver la réunion, mais à quoi bon cette précaution qui ne poursuivrait pas le but du pansement ? M. Batailhé a expérimenté sur des animaux et dit avoir obtenu la réunion immédiate dans les 24 heures sans un seul insuccès ; mais il a soin de nous dire qu'il lavait ses plaies avec de l'alcool ou un *liquide alcoolique :* *eau-de-vie, alcoolat vulnéraire* dont le degré est bien au-dessous de 90° et qui n'a pas les propriétés énergiques de l'alcool pur. Du reste, l'observation clinique n'a pas été aussi heureuse et n'a pas à enregistrer d'aussi beaux résultats.

C'est plutôt dans la cicatrisation par bourgeonnement que l'alcool rend des services ; la période la plus dangereuse des plaies est celle qui comprend les huit premiers jours, alors que la membrane granuleuse n'est pas formée et que les voies d'absorption restent encore ouvertes. L'alcool les fermant avec rapidité épargne beaucoup d'accidents primitifs des plaies. Mais lorsque survient la suppuration qui détache l'enveloppe protectrice, la plaie reste exposée à tous les accidents secondaires. A ce moment, du reste, il faut supprimer l'alcool qui a un effet déplorable sur les bourgeons charnus, dont il empêche le développement, et recourir au pansement simple.

En résumé, le pansement à l'alcool ne permet pas les tentatives de réunion immédiate, parce qu'il est impossible d'affronter exactement les surfaces avivées. Dans les réunions secondaires, il s'oppose aux accidents primitifs des plaies, mais ne préserve pas des accidents secondaires et retarde la guérison.

« L'alcool a rendu des services immenses, dit M. Verneuil (1), mais on a mieux aujourd'hui. Il a fait son temps et on ne lui doit plus que l'estime que l'on porte à un respectable vieillard. »

(1) Soc. de chir., séance du 19 fév. 1879.

Statistiques. — Beaucoup de chirurgiens ont employé le pansement à l'alcool lors de son apparition, parce qu'il réalisait déjà un grand progrès, mais de nos jours il ne compte plus autant de partisans. Aussi les statistiques qui ont été publiées à son sujet sont peu nombreuses, elles portent sur un nombre trop restreint de cas pour qu'il soit permis d'en tirer des conclusions rigoureuses au point de vue de sa valeur pratique.

D'après Gaulejac, Nélaton aurait traité à l'hôpital des Cliniques 54 plaies par cette méthode en 1863 ; une trentaine sont importantes, parmi lesquelles nous voyons figurer une seule amputation de jambe et 12 de sein. Dans ces dernières, on a observé deux cas d'érysipèle. Sur ces 54 opérations, il y a eu un seul cas d'infection purulente à la suite d'une amputation de la verge.

Dans les six premiers mois de 1864, 43 plaies ont donné 37 guérisons rapides, 3 érysipèles et 3 morts, dont une seule par infection purulente.

Ces résultats démontrent peu de chose et ne peuvent être comparés aux statistiques des autres pansements.

Nous ferons remarquer d'abord que les chiffres sont trop courts et que l'on pourra, à cause de cela, toujours objecter l'influence des séries heureuses de malades, les conditions exceptionnelles de salubrité des salles qui n'ont renfermé que 54 plaies dans une année. De plus, nous ne voyons entrer en ligne de compte aucun traumatisme réputé grande plaie, qui démontre par la marche de sa guérison l'influence du pansement. On n'a pas pratiqué une seule amputation de cuisse ; on relate une seule amputation de jambe ; et sur les 12 plaies d'amputation de sein, deux se sont compliquées d'érysipèle.

Cette statistique ne nous permet pas d'établir l'influence du pansement à l'alcool sur la réunion primitive, car Nélaton était peu partisan de l'affrontement des plaies.

Du reste, nous ne croyons pas que les partisans actuels de

l'alcool puissent se servir des résultats de Nélaton pour leur cause, car ce dernier avait remarqué l'action trop énergique de la solution à 90 degrés et se servait de solution beaucoup plus étendues, qui ne possèdent plus les propriétés de l'alcool pur, et à ce titre ne rentrent plus dans la méthode.

Nélaton, du reste, lorsqu'il a opéré dans un milieu plus défavorable que son hôpital des Cliniques, a eu des résultats déplorables qui ont jeté M. A. Guérin dans « *le désespoir* » et lui ont fait trouver son pansement ouaté. Il aurait perdu pendant le siége de Paris, à son ambulance du Grand-Hôtel, soixante-huit opérés sur soixante-dix.

M. Maurice Perrin (1) donne les résultats de sa pratique du pansement à l'alcool portant sur vingt plaies d'opérations. Sur ces vingt, dix seulement sont importantes : une désarticulation coxofémorale suivie de mort, une amputation de cuisse, trois amputations de jambe, une résection du coude, cinq désarticulations scapulo humérales suivies de succès ; enfin une amputation d'avant-bras compliquée de fusées purulentes et terminée par la mort.

Il est évident que cette statistique est susceptible des mêmes objections que celle de Nélaton ; nous en dirons autant de celle de M. Th. Anger (2). Elle se divise en deux parties : la première comprend les blessés traités pendant le siége de Paris dans les conditions les plus funestes de milieu et de terrain. Une amputation de cuisse a donné une mort ; une amputation de bras, deux désarticulations de l'épaule, une castration ont été suivies de succès ; sur douze fractures compliquées, il y a eu deux morts. La deuxième comprend les blessés traités pendant la commune à Ville-d'Avray dans des conditions de milieu excellentes :

(1) Bull. de la Soc. de chir., t. V, p. 162.
(2) Bull. de la Soc. chir., t. V, n° 3, p. 192.

	Opérés.	Morts.
Amputations de cuisse.	7	2
— de jambe.	2	1
— de bras	2	1
Désarticulations de l'épaule	3	2
Fractures compliquées de cuisse	8	3
— de jambe	5	1

On voit que ces résultats sont loin d'être bien satisfaisants, et si l'on établissait la mortalité p. 0/0 on arriverait à des chiffres peu favorables au pansement à l'alcool.

M. Perrin demande que sa méthode soit mise de nouveau à l'étude et avoue qu'elle est encore bien imparfaite. Comme perfectionnement, il voudrait la calquer exactement sur la méthode de Lister, en remplaçant l'acide phénique par l'alcool. Le moyen d'y arriver n'est pas encore trouvé, aussi sommes-nous obligé d'attendre les résultats d'une nouvelle expérimentation.

CHAPITRE III.

Cette méthode, imaginée par Kern, chirurgien de Vienne, au commencement de ce siècle, était tombé dans l'oubli, quand elle fut reprise par Burow, dont le fils a rapporté les expériences en avril 1876 au 5° congrès des chirurgiens allemands.

En 1867, le professeur Rose, succédant à Billroth dans la chaire de Zurich, a de nouveau expérimenté la méthode de Kern. Son interne, le docteur Krœnlein (1) a publié, en 1872, les résultats obtenus par son maître et les a rapprochés de ceux obtenus dans le même service par Billroth de 1860 à 1867 avec les pansements ordinaires.

Mode d'emploi. — Le pansement ouvert serait mieux appelé le pansement sans pansement. Voici en quoi il consiste. Le chirurgien choisit le procédé opératoire qui permet un affrontement naturel des tissus, de préférence les méthodes à un seul lambeau et à un lambeau antérieur qui, dans la position horizontale du blessé, viendra par son propre poids s'appliquer sur les tissus profonds. Les parties qui auraient de la tendance à s'écarter sont maintenues par des points de suture. L'hémostase convenablement faite, on place le membre sur un coussin sans aucune pièce de pansement, complètement nu : au-dessous de la plaie on met un bassin contenant une solution d'acide phénique pour recevoir les liquides. Au-dessus du moignon, un cerceau empêche les couvertures de tomber. Quelques chirurgiens appliquent sur la

(1) Bibliogr. Emmert. Neber moderne Methoden der Wundbehandlung (Arch. f. Klin. chir., t. XVI, p. 96. —Burow (senior). Offene Wundbehandlung (Deutsche Zeitchrift f. Chir., t. II, p. 424. — Krænlein. Die offene Wundbehandlung. Zurich, 1872.

plaie un petit linge fenêtré ou une petite coiffe de coton, comme M. le professeur Michel.

Valeur du pansement. — Les résultats obtenus par Rose à Zurich et par les chirurgiens de Moscou, à l'hôpital Marie (1) avec le pansement ouvert ont fait tant de bruit dans ces derniers temps, au milieu des discussions soulevées par la question des pansements, qu'il convient de rechercher à quoi sont dus ces succès.

1° L'écoulement des liquides de la plaie n'est nullement entravé dans cette méthode, aucune pièce de pansement ne vient leur fermer les issues, aussi les collections sous les lambeaux sont-elles très-rares. D'autant plus que la plaie est continuellement soumise à la surveillance du chirurgien. Mais ces liquides sont exsudés en très-grande abondance, c'est un véritable courant qui s'établit. Il est facile d'en comprendre la raison. La plaie n'est soumise à aucune pression qui favorise la coagulation du sang dans les veines et les artérioles qui n'ont pas été liées, de la lymphe dans les vaisseaux lymphatiques ; après la ligature des gros vaisseaux, la circulation collatérale ne s'établit qu'au prix d'une tension sanguine très-forte, et par conséquent d'une exsudation séreuse proportionnelle à la tension. Or cet écoulement continuel de liquides n'aura-t-il pas pour effet d'entraîner les nouveaux éléments cellulaires et par là d'entraver la réparation de la plaie, surtout dans les tentatives de réunion immédiate ? L'absence de toute compression ne favorisera-t-elle pas la production des hémorrhagies secondaires ? Cette méthode de traitement est donc complètement privée de cet adjuvant si utile dans la cicatrisation des plaies, la compression, qui, en diminuant l'exsudation des liquides, maintient en même temps la juxtaposition presque physiologique des tissus. Il y a évidemment là une lacune impor-

(1) Lefort. Bull. Acad. de méd., 1878, 2ᵉ série, t. VII, p. 165.

tante, surtout au point de vue de l'affrontement exact des lambeaux, car nous avons vu que le propre poids des parties, ou quelques points de suture suffisent rarement à le maintenir.

2° Le pansement ouvert satisfait à l'indication d'immobiliser la plaie, en ce qu'il ne nécessite aucune manœuvre pour la levée ou l'application d'un appareil ; à ce point de vue, il est irréprochable, par là il évite les tiraillements et les secousses que l'on imprime toujours à une plaie quand on la panse. Mais il est une autre source de mouvements contre laquelle il est complètement désarmé, ce sont les spasmes musculaires si douloureux pour les blessés et si funestes à la cicatrisation, qui se produisent sous l'influence de la moindre irritation : impression d'un air froid, etc.

3° Puisque la plaie est complètement à découvert, sans aucun topique, il est évident que l'absence de tout corps étranger et de toute irritation chimique est assurée. Les liquides organiques, ne restant jamais au contact des tissus, ne peuvent s'y décomposer et produire de l'inflammation, en supposant le drainage bien fait.

4° Le pansement ouvert semble un défi porté à toutes les expériences de Pasteur et à la théorie qui place dans le milieu extérieur la cause de tous les accidents infectieux. Aussi l'on peut qualifier de bien téméraire le chirurgien qui osa abandonner des plaies sans protection aucune, dans une salle d'hôpital, exposées à un air chargé de miasmes et de germes reconnus toxiques par l'expérience universelle. Cependant cette méthode n'est pas en réalité aussi *septique* qu'elle le paraît au premier abord. En effet, le transport des miasmes et des germes s'opère autant par les objets extérieurs que par l'air atmosphérique, or une plaie abandonnée à elle même est soustraite à la contagion par les objets de pansement, les instruments, les mains du chirurgien et de ses aides, qui, plus souvent qu'on ne le pense, servent de véhicule à l'infection. Reste l'air atmosphérique ; quant à nier sa parfaite innocuité dans une salle d'hôpital, nous ne le pouvons, les études de Pasteur et de son école, l'expérience malheureuse de tous les chirurgiens qui opèrent dans les grands centres de blessés, sont trop concluantes. Cependant en l'absence d'influence septique, le pansement ouvert est une excellente méthode, car elle remplit toutes les indications capitales de la réunion primitive. Elle ne diffère de la méthode Lister que par la suppression de l'agent antiseptique.

Statistiques. — La statistique de Rose, comparée à celle de Billroth, montre une supériorité évidente pour le pansement ouvert quand on ne consulte que les chiffres, mais les succès de Rose tiennent encore à d'autres causes que le pansement, comme nous le verrons. Du reste, ils ont été certainement plus vantés par polémique que par conviction, et la preuve, c'est que ceux qui sont venus les apporter à la tribune pour les opposer aux résultats des autres méthodes, auraient employé le pansement ouvert dans leur service s'ils avaient été convaincus de sa supériorité.

Voici du reste ces résultats, on les trouve dans le mémoire de Krœnlein (1) avec tous les détails désirables.

	Billroth, 1860-1867.			Rose, 1867-1871.		
	Opérés.	Morts.	Proport.	Opérés.	Morts.	Prop.
Amputation de la cuisse. . . .	28	23	82 0/0	25	7	28 0/0
— de la jambe . . .	34	19	55,8	10	1	10
— du bras	15	8	53,3	13	2	15
— de l'avant-bras. .	23	4	17,3	10	»	»
Total . . .	100	54	54	58	10	17,1

Cette statistique de Krœnlein est très-étendue et permet à l'aide des données qui y figurent de discuter ses résultats (2).

D'abord elle est entachée de quelques erreurs, car elle ne parle

(1) Loc. cit.
(2) Voir Gueterbock — Die neueren Méthod. der Wundbehandlung. Berlin, 1876, p. 49.

pas des grandes désarticulations qui, certainement, doivent entrer en ligne de compte ; ensuite Krœnlein fait entrer dans son étude comparative entre les deux méthodes de pansement les cas de mort dans les 24 premières heures, alors que les plaies n'ont pu certainement être influencées par aucun pansement, et que la mort était due à toute autre cause.

Comme circonstances générales, Billroth a opéré dans un milieu très-défavorable. L'hôpital de Zurich était très-mal approvisionné d'eau, ce qui entraînait pour conséquence un manque de propreté des salles et des plaies ; quand Rose prit le service les conditions étaient tout autres.

La statistique démontre en outre que Billroth a eu à traiter des séries malheureuses de blessés ; ses salles étaient remplies de sujets atteints de grands traumatismes avec plaies ouvertes, ce qui est une cause très-puissante d'insalubrité et par suite d'insuccès. De plus, ses malades étaient en majeure partie des personnes âgées, affaiblies, et atteintes d'affections très-graves, toutes conditions qui ont une influence marquée sur le résultat général, indépendamment de la méthode de pansement.

« En résumé, dit Gueterbock, nous donnerons une grande importance à une combinaison d'influences défavorables dûes à l'âge, à la cause et à l'endroit de l'amputation chez les opérés de 1860 à 1867 ; influences qui n'ont pas été si puissantes dans la période 1867 à 1871. En effet, personne ne peut nier que Billroth n'ait eu à traiter un plus grand nombre de cas graves que Rose. Ce dernier, il est vrai, avait dans ses salles un plus grand nombre de malades, mais les grands traumatismes étaient moins nombreux que chez Billroth. Or on sait que la mortalité augmente, non avec le nombre des malades, mais avec le nombre des blessures traumatiques. »

En comparant les deux périodes au point de vue de la fréquence des accidents des plaies, on voit :

1º que Billroth a eu 15 nécroses des surfaces osseuses et Rose 19 ; le premier 9 gangrènes de la manchette, le second seulement 5 ;

2º On constate une grande augmentation des érysipèles avec le pansement ouvert ;

3º Quant à la pourriture d'hôpital, il est impossible de vérifier si elle est plus fréquente avec le pansement ouvert. Car à l'hôpital de Zurich elle n'existait pas alors. Il est à regretter qu'on n'ait aucune donnée à cet égard, il serait intéressant de vérifier pratiquement l'idée généralement admise que le pansement ouvert y prédispose ;

4º Krœnlein conclut à une grande rareté des accidents infectieux avec le pansement ouvert. Rose a noté 19 cas d'infection purulente sur 2,300 blessés, et Billroth 146 sur 4000. En ne prenant que les chiffres, l'assertion de Krœnlein est vraie ; cependant on doit être moins affirmatif que lui, car l'infection apparaît souvent par épidémies qui ne sont nullement en rapport avec le mode de pansement, et qui varient d'année en année, sans qu'on puisse en connaître la cause.

Nous ne doutons pas qu'il soit facile d'établir la supériorité du pansement ouvert sur le pansement simple, car en abandonnant la plaie à elle-même, le premier répond à quelques indications de la cicatrisation très-importantes à remplir, tandis que le second n'y répond pas. Nous tenons seulement à constater que la statistique de Rose est susceptible de nombreuses objections et ne suffit pas pour fixer la valeur du pansement ouvert.

CHAPITRE IV.

DU PANSEMENT OUATÉ DE M. A. GUÉRIN.

L'emploi de l'ouate dans le pansement des plaies n'est pas nouveau ; déjà Roux, Mayor (de Lausanne) en ont fait usage, mais c'est à M. A. Guérin que revient l'honneur de l'avoir érigé en méthode. C'est en 1870 que « plongé dans le désespoir », en voyant la mortalité qui régnait dans les hôpitaux et les ambulances de la capitale, il appliqua pour la première fois son pansement ouaté. Les premiers essais furent complétement empiriques, ce n'est que dans la suite qu'il soumit sa méthode à l'observation clinique et physiologique, et qu'il en détermina le but.

Les expériences de Pasteur et de Tyndall avaient démontré que les liquides putrescibles peuvent être conservés indéfiniment dans des vases ouverts, pourvu qu'on oblige l'air à traverser une couche d'ouate assez épaisse. M. A. Guérin, partant de cette donnée que les accidents des plaies sont dus à la décomposition des liquides organiques sous l'influence des germes figurés contenus dans l'air atmosphérique, pensa alors à appliquer aux plaies l'expérience de Pasteur et à filtrer l'air qui devait arriver à leur contact par un pansement ouaté.

Mode d'emploi. — Voici comment M. A. Guérin procède pour appliquer son pansement. Le blessé est transporté loin des salles, à l'amphithéâtre d'opération ou dans une chambre très-propre. Après une hémostase complète les fils à ligature, souvent de catgut résorbable, sont coupés au ras de la plaie ; le chirurgien lave toute la surface saignante avec une solution antiseptique et procède à l'affrontement des lambeaux si la réunion primitive doit être tentée. Au début, M. A. Guérin ne la recherchait pas et interposait entre les lambeaux et les tissus profonds des [bourdonnets d'ouate, ce n'est que dans les dernières années, après les études de Lister, qu'il a modifié ce point de son pansement. On prend alors du coton cardé, en feuilles, vierge, conservé loin des salles et de tout milieu infectieux ; il est préférable, pour s'assurer de la pureté du produit, d'ouvrir le paquet soi-même ; on en applique ensuite des bandes de plus en plus serrées jusqu'à ce que le membre, par exemple, ait un volume triple. Pendant l'application des premiers tours un aide maintient avec ses deux mains l'affrontement des lambeaux. Enfin, on fixe cette masse par des tours de bande ordinaire qu'on serre graduellement jusqu'à employer toute sa force pour les derniers mètres, M. Guérin applique des bandages d'une longueur démesurée, jusqu'à 120 mètres.

Quand le pansement est fini, on doit pouvoir frapper le membre sans que le malade ressente la moindre douleur.

Toute la difficulté et tout le secret du pansement résident dans la compression graduelle, régulière, méthodique, uniforme, que doit exercer le chirurgien ; car c'est d'elle que dépend le succès. Si elle ne remplit pas ces conditions, on peut s'attendre à tous les accidents.

Dans les premiers jours qui suivent l'application de l'appareil on doit le surveiller très-attentivement ; l'ouate se tasse, l'appareil se relâche, et l'air peut s'insinuer jusqu'à la plaie entre le pansement et les téguments sans passer par la couche d'ouate ; de plus, la compression devient insuffisante. Il faut alors appliquer de nouveaux tours de bandes sur les premiers. Si l'on constate que l'ouate se laisse imbiber jusqu'à la superficie par les liquides de la plaie, il faut se hâter d'en appliquer de nouvelles couches ; car, selon M. Guérin, l'air ne tarderait pas à putréfier ces liquides et le but du pansement serait manqué.

La surveillance doit encore porter sur l'état du malade qui doit ressentir un bien-être général et ne présenter aucune réaction.

S'il ressent de la douleur, ou si le thermomètre indique une élévation de température notable, c'est que le pansement est mal appliqué et il faut l'enlever immédiatement.

Appréciation. — Les résultats notés par l'observation clinique de cette méthode dans les cas favorables, sont les suivants : elle supprime complètement la douleur, même à la suite des plus grands traumatismes, et si le malade accuse dans la plaie une sensation de cuisson pendant les premières heures, il faut l'attribuer à l'action des antiseptiques en solution concentrée dont se sert M. A. Guérin, en lavages. La fièvre traumatique est souvent nulle, très-rarement intense. Ces avantages mettent les blessés dans des conditions très-favorables à la guérison.

Quand on lève l'appareil, ordinairement au bout de trois semaines et plus, à moins qu'il n'y ait eu des indications antérieures, on constate que les premières couches d'ouate se détachent facilement ; les plus profondes, au contraire, sont agglutinées par les liquides exsudés, elles forment une sorte de calotte imperméable, adhérente au pourtour de la plaie. Sous cette calotte on voit quelquefois la réunion primitive complètement faite et solide ; si elle ne s'est pas opérée, on trouve du pus, toujours en assez faible quantité, d'une grande consistance, d'une odeur spéciale, non fétide, rappelant celle du vieux fromage. La membrane granuleuse offre un bel aspect rosé, les lèvres de la plaie ne sont pas enflammées. Dans ce dernier cas, on applique alors un nouvel appareil semblable au premier jusqu'à guérison complète.

Le but qu'a poursuivi M. A. Guérin dans sa méthode, est un but antiseptique, tous les autres avantages pour lui ne sont que secondaires. Partisan convaincu de la doctrine qui place dans des causes extérieures le point de départ des accidents des plaies, il veut les supprimer en défendant leur accès aux germes atmosphériques qui viennent décomposer le pus et intoxiquer l'organisme. Pour lui l'expérience de Pasteur et de Tyndall a été une révélation et le filtrage de l'air par l'ouate était le moyen infaillible d'arriver à son but. La difficulté du passage de l'air à travers cette masse énorme d'ouate est incontestable ; mais la filtration est-elle convenable ? L'expérience de Pasteur démontre que l'air se débarrasse dans les mailles du pansement de toutes ses poussières organiques, mais les gaz malsains des salles d'hôpital, les émanations animales délétères ne rencontrent absolument aucun obstacle et peuvent facilement exercer leur influence sur les liquides de la plaie et les décomposer. De plus, l'air en arrivant au contact de la plaie a dû traverser une couche de pus plus ou moins décomposé, dira-t-on que cet air est exempt de toute propriété malfaisante ?

Du reste, la présence de bactéries sous le pansement ouaté a été démontrée plusieurs fois, entre autres, d'une manière officielle par MM. Gosselin et Larrey, commissaires de l'Institut délégués pour étudier le pansement dans le service même de M. A. Guérin. Mais ce n'est pas par la présence ou l'absence de bactéries sous un pansement que nous croyons pouvoir en juger la valeur ; nous avons consacré quelques lignes à l'étude de ce point de vue pour montrer que le but de M. A. Guérin est atteint d'une façon plus ou moins douteuse.

De l'étude du pansement ouaté faite par les autres chirurgiens, il résulte que ses avantages résident principalement dans le but qui n'est que secondaire pour M. A. Guérin. Ce pansement éminemment protecteur permet le transport facile et sans danger des blessés, surtout des blessés de guerre qu'on peut évacuer vers les ambulances centrales sans leur occasionner le moindre malaise et sans qu'on ait besoin de toucher à leur blessure. Au point de vue de la cicatrisation des plaies, c'est ce pansement qui réalise le mieux deux conditions importantes : l'immobilisation et la compression molle, élastique, régulière, telle que l'exige l'affrontement des parties. Malheureusement, cette compression, qui résulte d'une application très-méthodique de l'ouate et des bandes, est d'une difficulté telle que M. A. Guérin n'est pas toujours parvenu à l'obtenir, à plus forte raison les autres expérimentateurs. Ici l'habileté est longue et difficile à acquérir, et aucun signe ne vient immédiatement révéler sa faute au chirurgien. Autant cette compression bien faite rend de services, autant elle expose à des accidents redoutables quand elle est mal faite : la plaie s'enflamme, suppure abondamment, recèle des foyers purulents qui fusent de tous côtés, en produisant des décollements considérables avec toutes leurs conséquences. Comme la plaie est cachée à l'observation du chirurgien, ce n'est que par les symptômes généraux que l'on peut juger des troubles locaux. On a alors une tendance au début des accidents à différer la levée du pansement dans l'espoir de les voir disparaître ; et lorsqu'enfin on s'y décide il est souvent trop tard d'y porter remède.

M. Gross nous a rendu attentif à une faute qu'il est facile d'éviter dans l'application du pansement ouaté, mais que l'on commet souvent, parce qu'on ne la connaît pas. On met tous ses soins à accumuler du coton sur la plaie et dans les environs, et plus on s'approche de la racine du membre, plus on en diminue la quantité, on donne au moignon la forme d'une grosse massue. Mais quand on applique le bandage contentif, on ne tient ordinairement pas compte de l'inégalité d'épaisseur du coton et on serre partout avec la même énergie. Il arrive qu'on exerce à la racine du membre une compression très-forte sur les vaisseaux, qu'on gêne la circulation et qu'on produit une congestion des tissus, en comprimant les veines.

Les chirurgiens qui n'ont pas l'habitude du pansement ont aussi le défaut de ne pas appliquer assez d'ouate, ne se souvenant pas « qu'il faut en mettre trop pour en avoir assez ». Lorsqu'ils exercent la compression avec la bande, ils emploient néanmoins

toutes leurs forces et entravent encore de cette manière la circulation du moignon. On a même signalé des cas de gangrène.

L'occlusion de la plaie soulève encore une autre objection : s'il
survenait une hémorrhagie, en serait-on prévenu à temps pour
porter secours ? En supposant que le sang se fasse jour assez tôt
à travers un appareil aussi volumineux et qu'on en soit prévenu,
le blessé aurait eu le temps d'en perdre une grande quantité. Mais
le fait doit être très-rare, vu les soins qu'on apporte aujourd'hui
à l'hémostase, et aucun cas d'hémorrhagie grave passé inaperçue
sous le pansement ouaté, n'a encore été signalé.

L'immobilisation obtenue par cette énorme quantité d'ouate
comprimée est telle, que les secousses imprimées au malade, que
les coups portés sur la région blessée même n'ont sur la plaie
aucun retentissement. Et l'on voit qu'elle dépasse beaucoup le
temps nécessaire à une réunion primitive, puisque l'appareil ne
doit pas être levé tant qu'il demeure bien fait et que le malade ne
souffre pas. Quand la plaie se guérit par bourgeonnement, il est
tout au plus nécessaire d'appliquer deux ou trois pansements.
M. A. Guérin a certainement réalisé le plus rare des pansements
rares.

L'issue facile des liquides est-elle assurée par cette méthode ?
Commençons par dire que leur sécrétion peut être restreinte, c'est
un des effets de la compression ; mais souvent aussi elle est abondante, car M. A. Guérin lave ses plaies avec une solution antiseptique concentrée qui produit un certain degré d'irritation et par
là un suintement séro sanguinolent en rapport avec l'irritation.

Que se passe-t-il ? Les premières gouttes de liquide viennent
imprégner lentement les premières couches d'ouate, dont la propriété absorbante est peu considérable, se dessèchent et forment
autour de la plaie une calotte imperméable qui forcera les autres
portions de liquide à rester sous les lambeaux. Le drainage, d'autre
part, est à peu près impraticable, que l'on s'adresse aux tubes de

Chassaignac, aux crins de cheval, aux fils de catgut, osera-t-on abandonner ces corps étrangers dans une plaie sans surveillance aucune pendant trois ou quatre semaines, alors que dans les pansements journaliers ils s'obstruent ou s'agglutinent si facilement et nécessitent des lavages répétés ? M. A. Guérin prétend que la compression suffit à favoriser l'écoulement des liquides ; mais nous avons vu qu'on l'obtient si peu de fois rigoureusement uniforme, que l'on ne peut guère compter sur elle.

Un autre cas peut se présenter, et M. A. Guérin l'a prévu, les liquides trouvent des fissures par lesquelles ils se répandent dans la masse du pansement ; ils peuvent même se faire jour à la superficie : que devient alors le filtrage de l'air dans ces conditions ? Les couches périphériques de coton sont-elles encore suffisantes pour l'opérer ? L'expérience apprend que les liquides organiques ne tardent pas à se décomposer, que le pansement exhale une odeur infecte qui incommode le blessé et ses voisins. Cette décomposition au contact de la plaie devient la cause d'accidents septiques ; c'est ce qui explique leur persistance malgré le pansement ouaté.

Statistiques. — Les statistiques publiées sur la méthode de M. A. Guérin, sont peu nombreuses, car ce chirurgien n'a pas pris soin de publier lui-même ses résultats. Ceux que nous connaissons viennent de ses internes. Les autres chirurgiens ont aussi employé le pansement ouaté, mais sur un nombre de cas assez restreint.

La première statistique en date est celle de M. Hervey (1), elle est acceptée par M. Guérin et rapporte ses résultats pendant le siége et la commune de Paris, alors qu'il ne réunissait pas encore les plaies.

(1) Hervey. — Thèse de Paris, 1872.

	Opérés.	Morts.	Mortalité p. 0/0.
Amputations de cuisse.........	10	5	50
— de jambe..........	11	6	54
— de l'épaule.........	2	»	»
— du bras	7	2	28,5
— de l'avant–bras.....	4	2	50
Total........	34	15	44,1

Combes, dans sa thèse (1), apporte de nouveaux faits ; il relate 19 observations d'amputations ou de fractures compliquées, mais sur ces 19, il n'y en a que 11 d'importantes.

Sur quatre amputés de cuisse, il y a un mort. Une désarticulation de l'épaule, deux amputations de bras, deux amputations du sein, une résection du coude, une fracture compliquée de jambe ont été guéries sans accident. On ne nous dit pas s'il y a eu des réunions primitives ; nous voyons que les guérisons ont mis de un à six mois pour se faire.

Une luxation du pied avec fracture de l'astragale a été suivie d'un phlegmon du pied, ainsi qu'une fracture du deuxième métatarsien et de trois doigts. Ici les chiffres sont trop courts pour que l'on puisse en tirer des conclusions. Néanmoins, les statistiques précédentes du pansement ouaté n'ont rien de merveilleux ; toutefois il faut tenir compte des circonstances malheureuses où l'on se trouvait à Paris en 1870 et 1871, et en comparant ces résultats à ceux des collègues de M. A. Guérin, on voit qu'il avait réalisé un très-grand progrès.

En 1879, MM. Ribemont et Weiss, internes de M. A. Guérin, ont publié (2) les résultats obtenus à l'Hôtel-Dieu en 1876.

Sur 8 cas de factures compliquées, dont 4 de jambe, les autres moins graves, il y a deux cas de mort par le tétanos et par délire alcoolique (?) D'après l'observation, ce délire alcoolique ressemble

(1) Combes. — Thèse de Paris, 1871.
(2) Progrès médical, 1879 n⁰ 3, 5, 7.

beaucoup à une septicémie. Dans un seul cas, une fracture compliquée du premier métatarsien, on a observé un phlegmon suivi d'abcès multiples ; les autres ont guéri sans accident.

Deux amputations de jambe ont donné deux morts, l'une par hémorrhagies répétées, l'autre par tuberculose avec abcès du moignon. Une désarticulation scapulo-humérale a guéri par seconde intention.

Six observations d'ouverture de gaines tendineuses ou d'articulations donnent six guérisons, dont cinq sans accidents, et une avec formation d'abcès.

Sur trois opérations de hernie étranglée, il y a une mort par péritonite, suite de perforation intestinale.

Trente plaies simples, dont 14 de tête, pour la plupart peu importantes, ont guéri sans accident.

Enfin, sept cas de brûlures plus ou moins étendues suivies de gérisons terminent la série des cas cités par MM. Ribemont et Weiss. Il est à regretter que cette statistique très-détaillée ne porte pas sur un nombre plus considérable de grandes opérations.

Th. Anger (1) a pratiqué depuis 1872, dix amputations de cuisse, dont huit pour lésions pathologiques et deux pour blessures graves ; de ces dix amputés, deux sont morts, l'un d'hémorrhagie, l'autre d'épuisement.

M. Verneuil (2) rapporte seize observations d'application du pansement de M. A. Guérin, ainsi réparties :

Amputations de jambe	. . . .	6
—	cuisse.	5
—	pied.	3
—	bras.	2

Sur ces seize amputés, trois ont succombé, mais pour M.

(1) Bull. de la Soc. de chir., 1879 tome V, p. 196.

(2) Note sur une série de vingt-sept grandes amputations. Arch. génér. de méd., 1878, VII° série, t. I, p. 257.

Verneuil ce sont des insuccès thérapeutiques et non opératoires,
car ils sont indépendants du pansement. Nous devons dire que le
pansement était modifié et se rapproche beaucoup de la méthode
de Lister ; les fils à ligatures étaient de catgut, l'affrontement
était maintenu par des sutures ; on pulvérisait sur la plaie une
solution phéniquée, et les premières couches d'ouate étaient rem-
placées par du coton phéniqué, doué d'une propriété absorbante
énergique. M. Verneuil a constaté les accidents suivants chez ses
opérés : douleurs inflammatoires et névralgiques, hémorrhagies
secondaires, gangrène des lambeaux, phlegmon du moignon,
ostéite, lymphangite, fièvre traumatique et fièvres secondaires.
Les cas sans complication sont les moins nombreux. Il a, de plus,
remarqué, comme tous ceux qui ont expérimenté le pansement
ouaté, une grande lenteur dans la cicatrisation ; les plaies mettent souvent deux et trois fois plus de temps à se guérir sous ce
pansement que par les autres méthodes.

Toutes ces statistiques partielles sont peu démonstratives ; en
les réunissant, on peut se faire une idée plus juste du pansement.
Voici le résultat général :

	Opérés.	Morts.	Mortalité.
Amputations de cuisse..........	29	9	31 p. 0/0
— de jambe....:.....	19	9	47,3
— de bras..........	11	2	18,1

Dans l'appréciation de ce résultat, il faut évidemment être d'une
grande réserve et tenir compte de la diversité des éléments qui y
entrent : nombre très restreint de grandes opérations chez les
différents chirurgiens, habileté personnelle, circonstances extérieures, variété des lésions, etc.

En résumé, la méthode de M. A Guérin a réalisé au point de
vue de la cicatrisation des plaies un progrès considérable, elle
doit donner et donne de bons résultats, grâce à la compression
régulière, élastique, à l'immobilisation des parties, à la rareté

du pansement. Enfin, elle amoindrit l'influence de l'air vicié des salles d'hôpital sur les plaies.

Par là elle favorise la réunion immédiate, diminue la fréquence des accidents primitifs et secondaires, sans les supprimer complétement, dans tous les modes de cicatrisation.

CHAPITRE V.

La méthode de Lister divise aujourd'hui, au point de vue de son appréciation, les chirurgiens en deux camps bien tranchés. Les uns partisans à outrancè, disciples convaincus du maître, la regardent comme une innovation qui possède en elle une vertu curatrice merveilleuse, et qui est destinée à bouleverser toutes les règles de la chirurgie. Les autres en sont les adversaires déclarés et ne voient dans ce luxe de précautions qu'une sorte de mysticisme chargé de cacher aux yeux la pauvreté du fond. Nous ne croyons pas que c'est à ce point de vue polémique qu'il faut se placer pour étudier une méthode. Le pansement de Lister a donné des résultats surprenants, bien avérés ; mais est-ce à dire pour cela qu'il devient une panacée et qu'il rompt avec toutes les règles de la chirurgie ? Nous croyons plutôt que c'est parce qu'il fournit les moyens d'observer rigoureusement ces règles. L'étude que nous allons en faire, servira à le démontrer.

Application. — L'idée qui a présidé à la conception de cette méthode est la même qui a fait trouver à M. A. Guérin son pansement ouaté, l'extériorité des causes d'infection. Tandis que le chirurgien de l'Hôtel-Dieu essaie d'opposer aux germes atmosphériques une barrière infranchissable, Lister leur déclare une guerre acharnée et les poursuit partout avec une arme terrible pour eux, l'acide phénique. La méthode est issue de l'étude clinique d'un fait bien connu : les fractures sous-cutanées se guérissent rapidement et sans complication, tandis que les fractures ouvertes exposent les blessés aux maladies septiques. Ce fait est pour Lister la démonstration de la théorie de Pasteur, que ce sont

les germes atmosphériques qui produisent la putréfaction des liquides des plaies et l'infection des blessés. A la recherche d'un
moyen de se débarrasser de ces germes toxiques, il a son attention
attirée sur l'acide phénique qu'il expérimente à l'hôpital de Glascow
sur 11 cas de fractures compliqués, toutes guéries rapidement et
presque sans suppuration. Il étend sa méthode à toutes les plaies ;
et les succès qu'il obtient dans un hôpital aussi malsain que celui
de Glascow, l'engagent à la décrire avec ses différentes modifications dans une série de 12 mémoires parus dans la Lancet de 1867
à 1875. Ces mémoires sont analysés dans le travail de M. le Professeur agrégé Gross, auquel nous renvoyons (1).

Application. — Lister est convaincu que l'opérateur, les aides,
les instruments, les objets de pansement, et enfin l'air atmosphérique, sont les moyens de transport des germes septiques ; aussi
veut-il un champ opératoire, une atmosphère, des instruments,
un pansement, un chirurgien, des aides antiseptiques, ou au moins
aseptiques. Voici comment il réalise son but :

La partie malade où l'on va opérer est lavée soigneusement à
l'eau savonneuse, à l'alcool à 90°, puis à l'acide phénique. Deux
solutions, l'une forte 1/40-1/20, l'autre faible 1/100, sont employées.
Les instruments, les éponges baignent quelques heures avant
l'opération dans la solution forte ; dès qu'ils viennent à être
souillés dans la suite, ils sont convenablement essuyés et replon-
gés dans le bain. Toutes les personnes qui doivent toucher la
plaie se lavent les mains avec la solution forte. L'opérateur et ses
aides doivent être revêtus d'un vêtement propre, lavé après chaque
opération, et non du classique vêtement de service. Les alèzes qui
recouvrent le malade sont changées dès qu'elles sont salies par le
sang ou tout autre liquide. Ces premiers préparatifs faits, on
commence le *spray* ou pulvérisation de la solution faible, que l'on

(1) Gross. — La méthode antiseptique de Lister. Paris, 1879.

continue *sans interruption* jusqu'à l'occlusion de la plaie par les premières pièces de pansement. Cette pulvérisation a pour but de déplacer, de tuer les germes de l'air, et de ne laisser arriver ce dernier à la plaie que complètement aseptique. Elle se fait à l'aide de l'appareil de Richardson ou de celui de M. Colin, construit d'après les indications de M. Lucas Championnière ; depuis quelque temps, on se sert en Angleterre et en Allemagne d'un petit pulvérisateur à vapeur. Le procédé opératoire doit être le plus simple possible et le plus propre à favoriser la cicatrisation rapide. Dans le cours de l'opération, on ne se sert que des éponges antiseptiques bien exprimées. Les ligatures d'artères sont faites au *catgut*. Le catgut n'est autre chose qu'un fil préparé avec l'intestin du mouton et conservé dans l'huile phéniquée au 1/4. Lorsqu'il est bien préparé, il est aussi résistant et aussi facile à manier que le fil ordinaire. Il a pour avantage de pouvoir être abandonné dans la plaie et de se résorber facilement. Dans toute opération, le chirurgien doit avoir en vue la réunion immédiate ; en conséquence, il donnera tous ses soins à l'hémostase, réunira exactement et complètement les lambeaux de la plaie, soit avec du catgut, soit avec du fil d'argent. Lister accorde une très-grande importance à l'écoulement facile des liquides qui, sous son pansement, sont en général abondants au début, aussi le drainage de la plaie est-il rigoureusement nécessaire. D'ordinaire, on le fait avec les tubes en caoutchouc de Chassaignac conservés dans la solution forte. Ils doivent toujours être placés à la partie déclive des plaies et renouvelés fréquemment dans la suite, de peur qu'ils ne s'obturent par des caillots.

Une fois l'affrontement des lambeaux assuré, on applique le pansement, qui se compose :

1° D'une bandelette, de *silk protective* étendue sur la suture. C'est une sorte de taffetas, légèrement phéniqué, que Lister applique de préférence seulement le lendemain de l'opération pour faciliter l'absorption des liquides qui suintent abondamment le premier jour, par les autres pièces du pansement *et ne pas entraver l'action de l'acide phénique*. Le silk a pour but de protéger la cicatrice naissante contre l'action quelque peu irritante de l'acide phénique et contre les frottements.

2° *D'éponges antiseptiques* de volume convenable et en nombre nécessaire, destinées à absorber les liquides et à exercer sur les lambeaux une compression molle, élastique.

3° De huit doubles de *gaze phéniquée*, pliée en grande compresse et remontant aussi loin que possible de la plaie. Cette gaze est composée d'un tissu à grandes mailles, une sorte de tarlatane sans apprêt, trempée dans un mélange d'une partie d'acide phénique, de cinq parties de résine et de sept parties de paraffine. Elle a pour but de produire autour de la plaie une atmosphère antiseptique par un dégagement lent et régulier de vapeurs phéniquées.

Elle est de plus douée d'un pouvoir absorbant très-énergique, beaucoup plus puissant que celui de la charpie et du coton, et qui, uni à l'action des éponges, exerce sur les liquides, comme le pense M. Gross, une sorte d'aspiration très-favorable pour leur écoulement facile.

4° Enfin, une grande compresse de *makintosh* recouvre le tout, et on fixe le pansement par des bandes de gaze antiseptique.

Le makintosh est un tissu de calicot recouvert d'une mince couche de caoutchouc qui s'oppose à une volatilisation trop rapide de l'acide phénique.

En règle générale, il faut renouveler le pansement toutes les fois qu'il est souillé au dehors par l'écoulement des liquides, car l'accès d'un air septique les putréfierait. Au début, le pansement est fréquent, deux dans les 24 heures ; quelques jours plus tard, le suintement diminue et le pansement est renouvelé tous les trois ou quatre jours.

Chaque fois qu'on y touche, il faut s'entourer des mêmes précautions que la première fois.

Dans la plupart des cas où nous avons vu employer le pansement de Lister par nos maîtres, ils l'appliquaient tel que nous venons de le décrire, avec de petites différences de détail. Ainsi, le makintosh était remplacé par une feuille de gutta-percha laminée, les bandes de gaze phéniquées par des bandes ordinaires, neuves et d'une grande propreté. Lorsqu'on aura apporté des modifications plus importantes, nous les signalerons dans nos observations.

Résultats généraux. — Lorsqu'un blessé a été traité par la méthode de Lister, on est étonné de voir qu'il ne présente pas dans les premiers jours la réaction fébrile si ordinaire après les traumatismes. Si la fièvre traumatique apparaît, elle reste très-limitée. Il n'est pas rare de voir des malades atteints d'affections chroniques plongés dans le marasme, reprendre immédiatement presque une vie nouvelle, avoir de l'appétit le jour ou le lendemain de l'opération, récupérer rapidement des forces. Leur température, qui oscillait souvent entre 38° et 39°, retombe à 37°.

L'absence de douleur les met dans une grande tranquillité d'esprit, leur permet de goûter un sommeil réparateur, toutes conditions très-propres à hâter la réparation locale.

Locaux. — Les phénomènes observés sur la plaie sont en général très-simples. La tuméfaction et la rougeur inflammatoire, si fréquentes sous les autres pansements, à tel point que les anciens chirurgiens les considéraient comme nécessaires, sont ici inconnues ; les lambeaux conservent leur aspect physiologique, c'est à peine si l'on aperçoit un petit liseré rouge au niveau de la suture. Pendant les trois ou quatre premiers jours, comme l'a observé Lister, l'écoulement d'un liquide séro sanguinolent par le tube à drainage est très-abondant. Il devient par là une menace de danger, car il expose facilement à des rétentions dans la plaie et à la formation de foyers ; heureusement qu'il est de courte durée. Lister l'attribue à l'action légèrement irritante de l'acide phénique. La plaie conserve toujours une propreté irréprochable et n'exhale aucune odeur désagréable. Lors donc que la réunion primitive s'opère, elle se fait pour ainsi dire à l'insu du malade et du chirurgien.

Lorsque la plaie se cicatrise par bourgeonnement, les phénomènes généraux et inflammatoires ne sont pas plus accentués que précédemment, c'est à peine si le thermomètre indique une augmentation de température de quelques dixièmes degrés. La membrane granuleuse apparaît, se recouvre de bourgeons charnus qui ont un aspect particulier.

Leur formation ne semble pas suivre la même marche que dans les plaies ordinaires ; ils sont beaucoup plus lents à se montrer, sont ordinairement petits et serrés. D'après certains chirurgiens même, la membrane granuleuse se produirait rarement dans les conditions habituelles et pourrait même manquer complètement (1). La suppuration est d'habitude peu abondante, elle est toujours de bonne nature et sans odeur. L'observation de ce fait a conduit Lister à formuler la théorie suivante : « La formation de granulations précède celle du pus, et cette dernière n'est que le résultat d'une excitation plus forte que celle qui est nécessaire à la production des granulations. Lorsque l'irritant n'agit qu'une fois et pendant peu de temps (ex., blessure simple), il y aura simple régénération des tissus par formation de substance organisée et viable. Les autres irritants qui retardent la guérison, en formant des produits inflammatoires et éphémères, sont les irritants mécaniques, chimiques et septiques (2). »

(1) Gross, loc. cit.

(2) A. Küss, in Gaz. méd. de Strasb., 1874, p. 51. — Traduct. d'un mémoire de Lesser sur le trait. des plaies par la méthode de Lister.

Volkmann fait remarquer l'absence de nécrose moléculaire si fréquente sur les plaies traitées par les autres méthodes. Lorsque des parties plus étendues doivent être éliminées, elles se mortifient en subissant une sorte de dessication qui ne ressemble pas à la grangrène, à la putréfaction ordinaire.

La petite quantité de pus, son absorption par la gaze, l'impossibilité de sa putréfaction, l'absence de mortification, le dégagement d'acide phénique, suffisent amplement pour démontrer que les plaies n'exhalent jamais de mauvaise odeur ; il est facile de s'en convaincre en entrant dans les salles au moment des pansements.

Toutefois, sur les plaies ouvertes, il faut éviter l'emploi de solutions d'acide phénique trop fortes qui auraient pour effet de rendre les bourgeons charnus, exubérants et fongueux.

Appréciation. — Objections. — Il est facile de se rendre compte de ces phénomènes, qui peuvent paraître surprenants au premier abord, en passant en revue les divers points de la méthode et les substances employées. Chemin faisant, nous rappellerons les objections qu'on a opposées.

Le pansement de Lister a été imaginé dans un but antiseptique, dont l'agent est l'acide phénique ; nous avons vu que la plaie devait rester continuellement sous son influence jusqu'à complète guérison. D'après Lister, cet acide a la propriété de tuer les germes atmosphérique et d'empêcher par là la putréfaction des liquides organiques, cause de l'infection des blessés. Pour démontrer cette propriété, le chirurgien d'Edimbourg n'a pas fait d'expériences de laboratoire, il s'est borné aux faits cliniques, et pour expliquer ses succès il a donné cette raison que l'acide phénique détruisait les vibrions. Mais d'autres chirurgiens, tant en France qu'à l'étranger, ont étudié cette partie de la question, et dans les nombreuses polémiques qu'a soulevées la méthode antiseptique, ils sont venus apporter leurs résultats, soutenant les uns que l'acide phénique était *germicide*, les autres qu'il ne l'était pas et n'empêchait pas la putréfaction. On a été plus loin, on a cherché et trouvé des vibrions vivants sous le pansement de Lister, seulement ils étaient en petite quantité et très-chétifs. De là on en est arrivé à des hypothèses plus ou moins sérieuses, on a divisé les vibrions en *bons* et en *mauvais*. A toutes ces expériences très-intéressantes en elles-mêmes, on peut toujours répondre qu'une plaie n'est pas un vase de laboratoire et qu'il doit être bien difficile d'échapper aux causes d'erreurs quand on opère sur les infiniments petits. Par la direction de nos études, nous n'avons pu nous-même tenter d'élucider cette question si difficile, mais nous avons assisté à plusieurs expériences cliniques, et jamais nous n'avons vu les liquides organiques se putréfier sous le pansement antiseptique. Tous ceux qui l'ont expérimenté sont arrivés à la même conclusion et l'accord est unanime pour affirmer que dans les services où l'on a introduit la méthode antiseptique, on a supprimé totalement ou réduit à l'exception les cas d'infection. Ainsi Lister, à l'hôpital de Glascow, Letiévant, à Lyon, plusieurs chirurgiens des hôpitaux de Paris, comme Lucas Championnière, Panas, Le Dentu ; Volkmann en Allemagne, etc. Nous sommes heureux de trouver une confirmation de notre opinion dans ces paroles de M. Verneuil (1) : « Les expériences de laboratoire de notre collègue (M. Maurice Perrin) sont bien peu concluantes et d'ailleurs bien moins rigoureuses que celles qui, à plusieurs reprises et depuis longtemps, ont été faites à l'étranger. Du reste, que prouvent-elles ? Que l'acide phénique ou la pulvérisation ne tuent pas les bactéries ! La chose est bien possible. Pour moi, cette pulvérisation n'est pas indispensable, au moins dans tous les cas, et elle ne constitue pas à elle seule le procédé de Lister. Quand bien même les bactéries ne seraient pas détrui-

(1) Bull. de la Soc. de chir., 1879, t. V, p. 180.

tes, cela ne prouverait rien contre l'acide phénique. C'est qu'en effet le rôle des bactéries dans les liquides des plaies et même dans la putridité, n'est point encore définitivement établi. Nous ne savons pas encore si elles sont cause ou effet. »

L'acide phénique appliquée sur une surface avivée en solution faible, a une action légère astringente, anesthésique et coagulante ; par là il devient un antiphlogistique, fait contracter les petits vaisseaux, facilite leur obturation par un caillot et diminue la douleur. En solution plus concentrée, il est un caustique assez puissant et produit une irritation assez vive, même sur les tissus recouverts d'épiderme. Mais il faut se garder d'employer des solutions concentrées dans le traitement des plaies, sinon on s'expose à des érythèmes, des érysipèles. Cette propriété irritante sert d'argument à beaucoup d'adversaires de la méthode antiseptique pour la combattre ; mais ce n'est là qu'un argument théorique, et il est facile de se convaincre par l'essai pratique de cette substance qu'elle ne produit pas les accidents qu'on lui impute, employée, bien entendu, *chimiquement pure* et *en solution faible* 1/100ᵉ. Les faits sont là pour en témoigner ; Lister a observé exceptionnellement des érysipèles dans les cas traités par sa méthode ; la grande statistique de Volkmann n'en cite que 3 ou 4 cas sur 100. Quant à nous, nous n'avons jamais constaté sur les plaies le moindre érythème produit par l'acide phénique. M. Gross en a observé un cas. Les inconvénients que nous avons reconnu à cette substance, c'est son odeur qui est aromatique et agréable pour certaines personnes, déplaît à d'autres. Elle imprègne les mains et les habits du chirurgien, le fait désigner partout. La pulvérisation devient un embarras pendant l'opération et peut gêner les mouvements de précision de l'opérateur, qui ne peut approcher ses yeux de la plaie sans recevoir en pleine figure le brouillard phéniqué. Pour ces raisons, quelques chirurgiens ont supprimé la pulvérisation ; nous pensons cependant qu'il faut supporter ses petits inconvénients, à cause de ses avantages. Outre le but antiseptique qu'elle remplit d'après la théorie de Lister, elle soumet les plaies à un lavage doux et prolongé qui assure une très-grande propreté, et remplit une autre condition qui n'a pas encore été signalée, c'est la réfrigération. Ces petites gouttelettes d'eau froide lancées sur une plaie en jet continu et sans cesse renouvelées, l'évaporation assez rapide de l'acide phénique, ont pour effet de faire contracter les tuniques des artérioles, s'opposent à la stase sanguine et préviennent l'inflammation. Ce bain froid appliqué sur les plaies pendant quelque temps et deux fois par jour au début, réalise les avantages de l'irrigation des plaies érigée par quelques chirurgiens en méthode de traitement, sans en avoir les inconvénients ; car les tissus ont le temps dans l'intervalle de reprendre leur chaleur normale et ne perdent rien de leur vitalité. Dans ces derniers temps, on a préconisé la pulvérisation chaude ; nous ne l'avons pas vu employer, et nous n'en connaissons pas la valeur.

Nous ne nous arrêterons pas à refuter l'objection tirée du prix élevé des objets de pansement dans la méthode antiseptique. Quand il s'agit de la vie des opérés, la question d'argent est prise en petite considération. Du reste, la diminution de la durée du traitement compense largement, même au point de vue pécuniaire, le prix assez élevé des objets de pansement.

Modifications. — La méthode de Lister paraît au début très-difficile à exécuter, et ce luxe de précautions peut sembler illusoire et superflu. Il fallait donc s'attendre à voir des modifications apportées dans son exécution par les divers expérimentateurs. C'est en Allemagne surtout qu'elles ont eu lieu, et M. Maunoury (1), à la suite d'un séjour qu'il fit dans différents hôpitaux de ce pays, nous a décrit les diverses substances qu'on a tenté de substituer à l'acide phénique dans la méthode antiseptique.

(1) Progrès médical, 1877. n°° 41 et 47.

Kolbe et Thiersch (1) ont cru trouver dans l'acide salicylique un succédané de l'acide phénique qui n'aurait pas, comme ce dernier, une action irritante sur la plaie, et qu'il suffsait d'étendre sur de l'ouate ordinaire dégraissée, avant de l'appliquer ; de là l'inauguration d'une méthode antiseptique à l'acide salicylique, en tout calquée sur celle de Lister. Mais la pulvérisation de cette dernière substance a une action tellement irritante sur les muqueuses nasale et oculaire des assistants et de l'opérateur, que véritablement ils ne peuvent la supporter. Cette méthode permet de réaliser une économie de 1 fr. par jour sur les pansements.

En 1876, Kœhler (2) essaya d'employer une sorte de filasse cultivér au Bengale et appelé *jute*. Il en faisait des gâteaux qu'il imprégnait d'acide phénique et qu'il appliquait ensuite. On voit que ce pansement s'éloigne considérablement de celui de Lister, et ressemble beaucoup au pansement à la charpie phéniquée employé depuis bien longtemps dans les hôpitaux de Paris. Son seul avantage est d'être très-bon marché.

Ces modifications et d'autres très-nombreuses, que nous ne rapportons pas, ont eu les résultats généraux du pansement Lister au point de vue de l'infection qu'ils ont diminuée ; mais au point de vue de la réunion immédiate, les résultats sont inférieurs ; sous ces pansements les accidents primitifs des plaies ne sont pas rares. Aussi sont-ils destinés à tomber rapidement dans l'oubli, mais il est à regretter que leurs auteurs aient continué à publier leurs résultats sous le nom de pansement Lister. De cette façon, les statistiques renferment des causes d'erreur et sont au désavantage de la méthode type. Jusqu'ici on n'a rien trouvé de mieux que le pansement employé avec tous les détails qu'a donnés Lister ; les résultats des différentes modifications sont inférieurs.

Valeur de la méthode. — Nous avons vu que la méthode anti-

(1) Sammlung Klinischer Vorträge, n° 84 und 85. Leipsig, 1875.

(2) Deutsch méd. Wochenschrift 1876.

septique avait pour but la réunion primitive des plaies lorsqu'elle
était possible, comme à la suite des amputations de membres et
d'extirpation de tumeurs. Il suffit de se rappeler les conditions de
la réunion, pour reconnaître qu'elle les remplit d'une façon satisfaisante et doit par conséquent, théoriquement, atteindre son but.
En effet, l'affrontement exact et complet des lambeaux est obtenu
par les sutures au fil d'argent ; il est maintenu par la compression des éponges antiseptiques ; le drainage, partie essentielle de
la méthode, assure un écoulement libre et facile des liquides ; les
ligatures perdues au catgut suppriment tout corps étranger dans
la plaie ; le *protective* met la cicatrice naissante à l'abri de l'action
de l'acide phénique, qui pourrait être irritante, et des frottements
du pansement ; l'action antiseptique de l'acide phénique s'oppose à
la putréfaction des liquides. En fait, sous le pansement Lister, la
réunion primitive est devenue la *règle générale*, ce que montrent
les statistiques, et avec elle les accidents primitifs et secondaires
des plaies ont disparu, la salubrité des hôpitaux, même les plus
malsains, s'est de beaucoup améliorée. Cependant on pourrait faire
à la méthode antiseptique quelques reproches ; la compression est
difficile à bien établir, car les éponges glissent facilement et ne
peuvent être appliquées que latéralement, tandis qu'une compression totale, telle que le pansement ouaté la réalise, est à rechercher ; or, les éponges laissent toujours des points de la plaie non
comprimés où les liquides peuvent se collecter. Il est vrai que le
renouvellement du pansement dans les premiers jours permet de
modifier la situation des éponges et par là la compression ; mais
cette fréquence du pansement elle-même assure peu d'immobilité,
car malgré les plus grandes précautions on imprime toujours des
secousses à la plaie. De plus, nous avons souvent observé que le
contact froid du brouillard phéniqué produisait dans les moignons
des spasmes musculaires, très-fâcheux pour la cicatrisation rapide,
car ils exposent à la rupture des adhérences déjà faites, mais en-

core très-fragiles. Heureusement qu'au bout de quelques jours le pansement devient rare, et permet d'éviter ces spasmes. On peut remédier à l'insuffisance de l'appareil pour obtenir l'immobilité de la plaie, par différents appareils, par exemple, pour les membres, par une attelle de carton pliée en gouttière, matelassée d'ouate et maintenue sous le moignon par un bandage roulé. Ce détail de pansement, que nous avons vu employer avec avantage par M. le professeur agrégé Gross, évite dans les amputations de jambe la nécrose de la partie supérieure de la manchette par l'arête tranchante du tibia.

La méthode antiseptique a une influence non moins heureuse dans les plaies ouvertes; les résultats sont surtout surprenants dans les fractures compliquées. Les premiers essais ont été faits par Lister lui-même sur onze cas de ce genre qui ont guéri sans accident. Et depuis cette époque, combien de membres qu'autrefois on eût été obligé d'amputer, ont pu être conservés grâce à une immobilisation convenable et au pansement antiseptique! Dans ce genre de plaies, l'écueil fatal contre lequel venaient échouer tous les efforts de la chirurgie, l'inflammation, se traduisant par des phlegmons diffus, des fusées purulentes, n'est plus à redouter, car c'est à peine si l'on aperçoit sous le pansement quelques gouttes d'un pus de bonne nature, sans trace de putréfaction. Notre expérience personnelle à ce sujet est bien limitée, puisque nous n'avons vu traiter ainsi que deux cas de fractures compliquées, néanmoins la simplicité des phénomènes de réparation nous a beaucoup frappé, surtout en établissant la comparaison avec des cas analogues antérieurs où nous avions vu les blessés échapper à grand'peine aux nombreux dangers qui les menaçaient.

Dans les plaies des parties molles, il en est de même, les accidents primitifs et secondaires sont devenus des exceptions; la suppuration est réduite à son minimum, désormais les montagnes de charpie imbibées d'un pus fétide sont inconnues dans les salles où l'on a introduit le pansement Lister.

Nous avons cru remarquer que dans le traitement des plaies ouvertes, une fois la première période passée et le bourgeonnement bien établi, alors que les accidents primitifs ne peuvent plus se produire, il est utile de supprimer la pulvérisation qui œdématie facilement les bourgeons charnus et entrave la cicatrisation. Le dégagement de l'acide phénique de la gaze sera suffisant à empêcher la putréfaction du pus et à prévenir les accidents secondaires.

On a signalé quelques cas d'intoxication des blessés par l'absorption considérable d'acide phénique au niveau de plaies ouvertes. Cette intoxication se révèle par des urines noires et l'élimination de phénylsulfates. M. Verneuil a observé le fait chez le jeune malade à qui il pratiqua la gastrostomie pour un rétrécissement infranchissable de l'œsophage ; nous avons vu le même cas dans le service de M. Gross sur un malade qui avait subi la désarticulation coxofémorale par le procédé de M. Verneuil ; ces deux cas ont été bénins et n'ont été suivis d'aucun accident grave. Le professeur Heine, de Prague, aurait vu chez deux ou trois opérés des symptômes plus alarmants, qu'il ne pouvait expliquer que par une intoxication suraiguë par l'acide phénique, entr'autres une syncope qui a duré trois heures chez une dame à qui il venait d'extirper un cancer du rectum. Ces cas d'intoxication sont rares ; sur une vingtaine de blessés pansés à l'acide phénique, nous n'avons observé qu'une fois les urines noires.

Quoi qu'il en soit de ces faits, une telle simplicité de phénomènes de cicatrisation sous un pansement qui rend les chirurgiens maîtres d'une plaie, devait avoir pour conséquence d'enhardir ceux-ci et de leur permettre d'opérer plus souvent. En France, où le pansement de Lister est encore à l'étude et moins répandu qu'ailleurs, la hardiesse opératoire est peu prononcée ; mais en Angleterre et en Allemagne les chirurgiens abordent sans crainte des opérations réputées très-dangereuses et ne reculent pas devant les opérations même de complaisance. Doit-on leur en faire un reproche ? Nous ne le croyons pas, car du moment qu'on peut impunément porter le couteau sur un malade, pourquoi laisser subsister des difformités qui entravent le jeu normal des organes ?

« Ma confiance en ces moyens (antiseptiques) est si grande, dit M. Verneuil (1), que j'ai osé, et certes je ne me crois pas téméraire, que j'ai osé, dis-je, exécuter des opérations que je n'aurais jamais pratiquées autrefois. »

Statistiques. — Depuis que la question des pansements est devenue le sujet des préoccupations des chirurgiens, chacun d'entre eux est venu apporter les résultats de sa pratique personnelle comme contribution à cette importante étude. Depuis quelques années, la méthode antiseptique de Lister a été expérimentée à peu près partout, de là cette abondance de statistiques particulières dans les publications scientifiques de la France et de l'étranger. Réunir ces faits épars en une grande statistique et comparer le résultat général à celui des autres méthodes de pansement, serait un moyen d'asseoir un jugement définitif; mais ce serait là accumuler des éléments hétérogènes et des erreurs sans nombre, comme nous l'avons dit en parlant des statistiques en général. Mieux vaut donc citer ces résultats partiels en les comparant avec d'autres, autant que possible pris dans les mêmes conditions.

Lister a fait les premiers essais de son pansement à l'hôpital royal de Glascow (2), dans des conditions exceptionnelles d'insalubrité. Cet hôpital a quatre étages, contient douze salles de chirurgie ; il est bâti sur l'emplacement d'un ancien cimetière contenant une grande quantité de cadavres de cholériques, à peine enfouis, et encore peu altérés ; il est, de plus, à proximité d'un autre cimetière où gisent dans les fosses communes plus de 5,000 cadavres. On comprend facilement que les épidémies d'in-

<hr>

(1) Bull. Acad. de méd., 2ᵉ série, t. VII, p. 718.
(2) Mém. de Lister. — Zayas Bazan, thèse de Paris, 1872.

fection, de pourriture d'hôpital étaient continuelles et terribles, à tel point qu'on fut souvent obligé de fermer les salles.

En 1864 et 1866, Lister a eu à amputer 35 malades, et a constaté 1 mort sur 2 cas 1/2 (période septique).

En 1867, 1868, 1869 (pendant la période antiseptique), il a pratiqué 40 amputions, dont 17 de cuisse, le résultat est de 1 mort sur 6 cas 2/3. 22 fractures compliquées, 6 de l'avant-bras, 5 du bras, 18 de la jambe, 3 de la hanche, ont guéri sans accident.

Reyher (1) rapporte une statistique plus récente de Lister, à Edimbourg (1870-1873) ; il la compare à celle de Syme, le prédécesseur de Lister dans le même service (1865-1868).

	Syme (1865-1868).		Lister (1870-1873).	
	Opérés.	morts p. 0/0.	Opérés.	Morts p. 0/0.
Désarticulation de la cuisse	1	1	5	4
Amputation —	9	5 ⎫ 43,3	24	9 ⎫ 27
Amputation du genou.........	21	8 ⎭	9	» ⎭
— de jambe.........	10	4 – 40	6	2 – 33
— du pied..........	21	2	15	1
Désarticulation de l'épaule......	3	2	6	4
Amputation du bras..	2	2	4	»
— avant-bras........	8	1	7	»
Main et pied.	45	3	47	1
	120	28	123	21
		23,3 0/0		17 0/0

En discutant cette statistique, M. Gross (2) remarque que les grandes opérations sont plus fréquentes chez Lister que chez Syme, et que cependant la mortalité est plus élevée chez ce dernier que chez le premier. Lister n'aurait qu'une mort par complication de la plaie, 13 fois il aurait perdu ses opérés dans les vingt-quatre premières heures par shock ou anémie. Syme a eu 25 cas de pyémie ou de septicémie.

(1) Neber die lister'sche Wundbehandlung (Arch. für Klin. chir., t. XVII, p. 499).

(2) Gross. — Revne méd. de l'Est 1875, t. IV, p. 149.

La comparaison de la pratique de Lister, du 1er janvier 1872 au 1er janvier 1874, avec celle de son collègue, Spence, dans le même hôpital et à la même époque, du 1er octobre 1872 au 1er octobre 1874, donne pour résultats (1) :

	Spence.			Lister.		
	Opérés.	Morts.	Morts 0/0.	Opérés.	Morts.	Morts 0/0.
Amputation de cuisse.....	19	6	31,5	15	4	26,6
— de jambe.....	3	»	»	2	»	»

Nous empruntons à l'ouvrage de M. Gross sur *la Méthode antiseptique de Lister* les chiffres suivants recueillis dans les hôpitaux anglais et allemands, avec l'emploi du pansement Lister.

Dunlop à Glascow Royal Infirmary, note 22,9 0/0 de mortalité pour les amputations de 1875.

Lund 26 0/0 à Manchester Royal Infirmary, pour les amputations pratiquées dans l'espace de 5 ans.

En Allemagne, le professeur Bardeleben de Berlin a obtenu en 1874 :

	Opérés.	Morts.	Mortalité.
Amputations de cuisse..........	8	5	62,5 p. 0/0
— de jambe........	11	2	18,1

Ce résultat indique une mortalité très forte, du moins pour les amputations de cuisse, et n'est pas du tout en faveur de la méthode listérienne ; mais comme les chiffres sont très courts et donnés sans explication aucune, nous ne croyons pas pouvoir en tirer des déductions favorables ou défavorables au pansement antiseptique.

Volkmann (de Halle) (2) publie une statistique portant sur 290 cas traités par la méthode antiseptique, du 1er décembre 1872 au 28 février 1874. Ils se décomposent ainsi :

(1) Lefort. — Bull. Acad. de méd., 878, 2e série, t. VII, p. 159.
(2) Sammlung Klin. Vorträge, n° 96.

	Morts
18 fractures compliquées	»
9 plaies pénétrantes d'articulation	»
3 incisions d'hygroma	»
79 traumatismes graves de la main et des doigts	»
52 amputations et désarticulations	19
31 résections	5
39 amputations du sein	3
59 extirpations de tumeurs volumineuses	6
5 ligatures d'artères volumineuses	»
5 arthrites purulentes traitées par le drainage	1
Total 290	34, soit 11,75 0/0

Comme causes de la mort nous trouvons indiqués : 9 cas de pyémie, 2 de septicémie, 1 d'hémorrhagie, 1 de tétanos, 1 d'intoxication phénique. Les autres décès sont dus à des affections générales dont la méthode de pansement n'est pas responsable. Nous ferons remarquer que le shock traumatique dont les chirurgiens anglais font un grand abus pour expliquer leur mortalité ne figure ici que cinq fois.

Cette statistique a l'avantage d'être étendue, de porter sur une très grande diversité de cas et sur une quantité de grands traumatismes et de grandes opérations. Son résultat est tout à l'avantage de la méthode antiseptique et donne une mortalité générale très faible 11,75 0/0. Cependant les accidents des plaies et l'infection y figurent au nombre de 11, c'est à dire presque pour la moitié du chiffre des morts.

Thiersch (1) à la clinique de Leipsig a substitué, dans le pansement de Lister l'acide salicylique à l'acide phénique. Voici sa statistique, comparée à celle de Lister.

		Lister.	Morts.		Thiersch.		Morts.	
		9 amput. désarticul.	1		42		4	
		5 résections.	»		14		2	
57		2 fract. compliq.	»	2 ou 3,5 0/0	5	103	»	7 ou 6,8 °/.
		17 plaies diverses.	»		20		»	
		12 abcès.	»		17		1	
		12 extirpart. de tumeur	1		5		»	

(1) Thiersch. — Klin. Ergebnisse der Lister'schen Wundbehandlung, in Volkmann's Sammlung n⁰˙ 84 et 85.

Comme cause de la mort on a observé, dans les deux statistiques, la pyohémie 1 fois, l'érysipèle 1 fois ; les autres causes sont des affections générales.

On peut reprocher à Thiersch de n'avoir fait porter sa statistique que sur les dix derniers mois de sa pratique et de laisser dans l'ombre les cas pansés antérieurement selon la méthode Lister. Lorsqu'il arriva à Leipsig en 1867, la pyohémie, la pourriture d'hôpital régnaient épidémiquement dans son service. Cet état désastreux s'améliora par l'introduction de la nouvelle méthode, et surtout par le transfert des malades dans un hôpital nouvellement bâti et dans des conditions hygiéniques excellentes. Cependant en 1873 il y eut à la clinique de Leipsig 132 cas de mort dont 10 de pyémie ; en 1874, jusqu'au mois d'avril où commence la statistique de l'acide salicylique, il y eut 106 décès dont 5 par infection purulente. On est obligé de mettre des réserves dans l'appréciation du résultat de Thiersch (1).

Dernièrement, M. Poinsot, de Bordeaux, est venu apporter devant la Société de chirurgie (2) les statistiques d'Esmarch (de Kiel), de Nussbaum (de Munich), de von Lienhart (de Vurztbourg), de Socin (de Bâle), pour les années 1875 à 1877. Il arrive à un total de 116 amputations de membres, sur lesquelles la réunion immédiate a eu lieu 52 fois ou 44,82 0/0. En comptant tous les faits malheureux dont quelques-uns pourraient être éliminés avec raison, on trouve 15 morts, soit 12 0/0. 40 amputations de cuisse donnent 8 morts, ou 20 0/0.

Sur 45 amputations de sein, 3 morts, dont 2 par généralisation cancéreuse ; 31 réunions primitives, soit 68,8 0/0.

Le professeur Spiegelberg, de Breslau (3), publie 35 observations

(1) Bouqué (de Gand), in Journal des sciences médicales de Louvain, août 1876.
(2) Séance du 9 avril 1879.
(3) Berliner Klin, Wochenschrift, n° 18, 1879.

d'ovariotomie traitées par la méthode Lister. Avant d'employer dans toute sa rigueur le pansement antiseptique, l'auteur obtenait 55 0/0 de succès ; depuis qu'il l'applique rigoureusement, il a 86 guérisons pour cent.

Enfin la statistique la plus importante qui ait été publiée sur le pansement Lister, est celle que Volkmann et Kraske ont présentée au sixième congrès des chirurgiens allemands en 1877 (3). Elle donne les résultats obtenus du premier mars 1874 au premier mars 1877 à la clinique et à la policlinique de Halle sur 10,000 malades, dont 1000 ont subi des opérations plus ou moins graves.

I. Amputations et désarticulations.

A. Cas non compliqués :

1° Désarticul. de l'humérus.	4 cas	1 mort, 24 heures après.	
2° Amput. de l'humérus.	14 —	» — —	
3° Amput. de l'avant-bras . , ...	23 —	» — —	
4° Désart. du poignet	3 —	» — —	
5° Désart. de la hanche.	2 —	1 mort, 4 heures après	
6° Amput. de cuisse	42 —	1 — 24 heures après.	
7° Amput. de jambe	23 —	1 érysipèle.	
8° Amput. du pied	42 —	» —	
	139	4 2,87 0/0	

B. Cas compliqués :

Amputation double 9   2 collapsus.

Blessures graves multiples : 6 cas, tous mortels.

Blessés entrés avec de la septicémie ou de la pyohémie, 15, 8 morts, soit 52,33 0/0 : gangrène, suppuration des gaînes tendineuses, phlegmons diffus, pyohémie, septicémie, emphysème gangréneux, œdème purulent, signalés comme affections antérieures et causes de la mort.

Cas de mort par maladies intercurrentes non en rapport direct avec les blessures : 3.

(1) Berliner Klin Vochenschrift, n° 40, 1877.

Total de toutes les amputations et désarticulations : 172 patients, 183 amputations. Guérisons : 159 malades avec 156 amputations. Morts : 23 malades avec 27 amputations.

II. Résections articulaires :

A. Cas non compliqués :

Résection de l'épaule.	7 cas	»	
— du coude.	8 —	»	
— du poignet	2 —	»	
— de la hanche.	48 —	4 morts (collapsus, enfants de 9 mois à 2 ans 1/2). Thrombosé de la fémorale, hémorrhagie.	
— du genou	23 —	1 (méningite tuberculeuse).	
-- du coude.	5 —	»	
	91	5	

B. Cas compliqués :

Pyohémie et septicémie antérieures	4 cas	4 morts.
Affections intercurrentes . . . . , ...	2 —	2 —

III. Résections dans la continuité de l'os :

Pour pseudarthrose	9 cas	» morts.
Pour non consolidat. de fract	1 —	» —
	10	»

IV. Ostéotomie : 50 opérations sur 38 sujets.

	Fémur.	13 cas	» morts.
	Tibia.	37 —	1 m. (hémophilie)
Détail :	Ankylose de la hanche	7 —	» —
	— du genou.	10 —	1 —
	Courbure rachitique	23 —	

V. Opérations sur le sein : 119 opérations sur 110 patientes, 6 morts, 2 érysipèles, 1 ulcère du sacrum, 1 collapsus, 1 pustule maligne par intoxication du catgut, 2 de marasme, 1 par oubli du pansement antiseptique.

VI. Opération radicale de l'hydrocèle : 45 cas, 45 guérisons.

VII. Fractures compliquées : 75 fractures sur 73 patients ; pas de morts.

Dans 8 cas on pratique l'amputation secondaire.

Cuisse.	4	» morts.
Jambe.	1	» —
Bras	2	» —
Avant-bras	1	» —

Les fractures comprennent :

Cuisse.	1	
Genou.	4	
Jambe	42	Total général : 590 opérés.
Bras.	6	51 morts.
Coude.	5	8,64 0/0.
Avant-bras	15	

Il n'y eut pas de mort par pyohémie dans les cas d'opération et de lésions traitées par Volkmann ; pas de mort par septicémie aiguë ; 3 cas mortels par gangrène totale des membres inférieurs après ligature de la fémorale. Il y eut beaucoup de cas de septicémie chronique dans le sens étendu que l'on donne au mot, mais aucun n'avait de rapport avec l'apparition d'une inflammation suppurative. Il n'y eut pas de cas de phlegmon purulent aigu, d'œdème purulent aigu, de suppuration tendineuse aiguë, etc., pendant ces 3 ans. L'érysipèle survint dans 3 ou 4 cas ; il y eut 4 cas de tétanos, dont 2 guérirent.

Dans cette statistique ne figurent pas les ligatures d'artères, les extractions de tumeurs et les ovariotomies.

On peut lui faire encore quelques critiques. Volkmann divise ses affections en cas compliqués et en cas non compliqués. Les premiers renferment les malades atteints de blessures graves multiples, d'accidents infectieux et de maladies intercurrentes antérieures

à l'opération et dont le pansement ne peut être responsable ; beaucoup en effet sont morts dans les premières heures et ne peuvent
entrer en ligne de compte. Mais sur ces cas de pyohémie et de
septicémie antérieures, n'y a-t-il pas eu d'erreur de diagnostic ?
Nous sommes tellement habitués chez nous à voir ces accidents
bien confirmés se terminer par la mort, tandis que Völkmann en
a guéri le plus grand nombre, qu'il est permis de jeter un doute
à cet égard. Ce début de septicémie n'était-il pas simplement de la
fièvre traumatique ordinaire ? Nous pouvons citer entre autres cas
un garçon de 14 ans atteint de la pyémie, suite de blessures des
parties molles, reçues 19 semaines auparavant ; amputation de
cuisse, guérison. Homme de 60 ans avec plaie virulente du doigt,
œdème purulent aigu ; amputation du bras, guérison.

Nous trouvons, en outre, indiqués comme cause de la mort des
faits qui sont loin de nous satisfaire : le collapsus survenant plusieurs jours après l'opération, le marasme, l'oubli du pansement
antiseptique ; un cas de pustule maligne par intoxication du catgut ? On aurait observé en Angleterre un cas analogue à la suite
de l'emploi d'un catgut fabriqué avec l'intestin d'un animal mort
du charbon ?

Sans approuver complétement Gueterbock (1) quand il dit que
dans les statistiques étendues l'influence du pansement s'efface
devant les autres éléments si nombreux du problème de la guérison des plaies, nous ferons remarquer que beaucoup des malades
de Volkmann ont été dans des circonstances très favorables. En
effet, un certain nombre ont été traités à la policlinique, c'est-à-dire
à domicile, isolés, par les assistants, les élèves sous la direction
du professeur ; par là ils ont été à l'abri de l'influence fâcheuse
des salles d'hôpital, de l'agglomération des blessés.

Ces réserves faites sur la statistique de Volkmann, il n'en reste
pas moins bien établi qu'elle est très-importante comme nombre

(1) Loc. cit.

de malades, de grandes opérations et de succès. La mortalité partielle et générale est très faible ; les accidents des plaies sont très rares.

En France, la méthode de Lister est connue et expérimentée depuis peu de temps, aussi les statistiques qui ont été publiées sont peu importantes au point de vue du nombre des faits qu'elles relatent. M. Lucas Championnière, le premier partisan convaincu de la méthode n'a pas encore publié ses résultats.

M. Verneuil (1) a appliqué 4 fois le pansement de Lister pour de grandes opérations, 3 fois il a obtenu la réunion primitive ; la quatrième « il avait porté le couteau sur des tissus impropres à la réunion immédiate » et ne l'a pas obtenue. Il ajoute « je n'hésite nullement à proclamer l'excellence de ce pansement et à considérer comme peu sérieux quelques-uns des reproches qui lui ont été adressés.

Dans neuf autres cas où il ne croyait pas devoir tenter la réunion, il a appliqué le *pansement antiseptique ouvert* ; deux opérés sont morts, « mais on ne saurait accuser le pansement, qui ne fut qu'impuissant, comme du reste tout autre l'eût été ». Ce sont des complications générales qui les ont emportés.

M. le Dentu (2) publie les résultats suivants :

	Opérés.	Morts.	Proportion.
Grandes amputations	16	4	25 0/0
Petites amputations	11	1	9 0/0
Grandes résections	4	1	25 0/0
Petites résections	1	»	»
Opérations sur les os	7	1	14, 28
Amputations de sein	2	»	»
Tumeurs diverses	3	»	»
Opérations diverses	2	»	»
Total	46	7	16,09 0/0

(1) Verneuil. — Note sur une série de 27 grandes amput. — Arch. gén. de méd., VIIe série t. I, p. 528.

(2) Le Dentu. — Discussion sur les pans. — Bull. et mém. Soc. de chir., 1879, t. V, p. 234.

M. le Dentu fait remarquer que ses guérisons ont eu lieu avec une rapidité remarquable ; les complications des plaies ont été très-rares, un cas d'érysipèle, une lymphangite, 3 infections purulentes. Il supprimait la pulvérisation pendant le pansement.

M. Guyon (1) a traité :

3 amputations de cuisse et a obtenu	3 guérisons
5 —	de jambe	—	5	—
10 —	de sein	—	10	—
4 castrations	—	4	—
7 hernies	—	2 morts
2 grosses tumeurs . .	—	2 guérisons

Il constate l'absence de pyémie mais il a noté 3 érysipèles dans ses amputations de sein.

M. Letiévant (de Lyon) (2) a expérimenté la méthode antiseptique depuis le mois de juillet 1875 jusqu'au 10 août 1877. Il se soumettait aux préceptes de Lister, mais s'est servi à la place de la gaze phéniquée de coton lessivé à la potasse et à la soude, puis trempé dans une solution de 2,50 0/0 d'acide phénique.

Pendant ces deux années il a eu à traiter 1213 lésions sanglantes, 954 lésions non sanglantes, 181 fractures simples, 21 fractures compliquées, et à faire 50 amputations. Le nombre des opérations dépasse 1500.

M. Letiévant a son service à l'Hôtel-Dieu, renommé pour ses épidémies d'infection purulente et sa mortalité effrayante ; à tel point que le congrès de Lyon de 1872 l'avait condamné à la destruction.

L'observation des faits cliniques depuis l'introduction du pansement Lister dans ses salles a conduit M. Letiévant aux conclusions suivantes :

(1) Guyon. — Bull. Soc. chir., 1879, t. V, p. 247.
(2) Letiévant. — In Lyon médical, 1877, n° 50, p. 549.

« 1° L'infection purulente n'a pas reparu dans mon service ;

2° Les blessures compliquées graves ont guéri avec beaucoup plus de facilité ;

3° La réunion immédiate tentée après les opérations est presque toujours suivie de succès.

Je ne parle pas des autres avantages moins considérables dus à cette méthode de pansement, tels que propreté des plaies, diminution de la suppuration, disparition ou diminution des odeurs infectes, soit des plaies, soit des salles, etc. »

Dans sa communication, il rapporte les principaux cas de réunion primitive qui l'ont le plus frappé, ils sont au nombre d'environ 50, parmi lesquels 4 amputations de jambe, 1 de cuisse et 1 de bras. « J'accorde, dit-il, la plus grande importance à l'intervention du pansement Lister. Sans lui je n'avais presque jamais autrefois de réunion immédiate réelle. Depuis l'emploi de ces moyens, j'ai vu, soit à l'Hôtel-Dieu, soit au dehors, la réunion immédiate s'obtenir assez fréquemment pour que je n'hésite pas aujourd'hui à la considérer comme la règle à la suite des opérations. Cela est bien différent de ce que l'on observait autrefois. »

Résultats observés à la clinique de Nancy. — M. Gross (1) publie les résultats suivants qu'il a obtenus à l'hôpital St-Léon pendant trois mois de l'année 1877, alors que la suppléance de la chaire de clinique chirurgicale lui était confiée.

Amputation de cuisse.	1	
— de jambe	1	
— de l'avant-bras	2	
— de 3 doigts	1	
Résection radio carpienne.	1	
— du médius	1	mort par granulie aiguë.
— des 4ᵉ et 5ᵉ métartasiens .	1	

(1) Gross. — Méthode antiseptique.

Résection du 2ᵉ métacarpien 2
— du 2ᵉ orteil 1
— tibio tarsienne 1
Extirpation de tumeurs 3
Kélotomies 2
Fractures compliquées de jambe . . 1

Total . . . . 18 opérations, 18 succès opératoires.

Dans 9 cas l'auteur a obtenu la réunion immédiate de la plaie, sauf sur le trajet du drain ; il a noté un seul accident primitif, c'est un phlegmon avec érysipèle consécutif dû à une faute commise dans l'application d'un appareil de contention. La fièvre traumatique a été nulle ou très-peu élevée ; la cicatrisation a été très-rapide. Enfin, il n'est pas question d'accidents généraux, des plaies, septicémie ou pyohémie.

Nous publions à la suite des résultats de M. Gross, le résumé des observations des cas traités par la méthode antiseptique, par MM. les professeurs Rigaud, Simonin et Gross, pendant l'année scolaire 1877-1878. Nous avons recueilli nous-même ces observations et noté avec soin, tous les jours, la marche et les différents phénomènes des plaies soumises au pansement Lister.

1º *Amputations*. — Obs. I. Grillot (Ernest), âgé de 9 ans, entre dans le service de M. Rigaud, le 16 octobre 1877, pour un ostéo-sarcôme énorme du condyle interne du fémur gauche, datant de trois mois et à marche très-rapide. Sujet très-affaibli.

Le 20 novembre, amputation de cuisse au 1/3 inférieur. Méthode et pansement Lister. Ligatures au catgut, sutures au fil d'argent, drainage ; bande ordinaire roulée autour du moignon. Légère rétention des liquides avec menace de phlegmon qui se dissipe ; un peu de suppuration aux angles de la plaie.

Le 15 décembre, la réunion est faite dans les 2/3 ; enlèvement des sutures.

Pas d'accident primitif ni secondaire.

Guérison complète le 33° jour.

Température	20 novembre	matin »	soir 38°,2
—	21 —	— 39°	— 40
—	22 —	— 38 ,2	— 39 ,8
—	23 —	— 38 ,5	— 39 ,8
—	24 —	— 38	— 39 ,5
—	25 —	— 37 ,6	— 39 ,4
—	26 —	— 37 ,5	— 38 ,2
—	27 —	— 37 ,4	— 38
—	28 —	— 37 ,4	— 38 ,2
—	29 —	— 37 ,5	— 38
	Moyennes......	37°,9	38°,9

Obs. II. Purger (Augustin), âgé de 24 ans, tisserand, entre, le 9 novembre 1877, dans le service de M. Rigaud, pour une tumeur blanche suppurée du genou datant de 5 ans. Malade très-faible chez lequel on craint la tuberculose.

Le 10 novembre, amputation de cuisse au tiers 1/3 inférieur par le procédé d'Alanson. Méthode et pansement Lister. Ligatures au catgut, sutures au fil d'argent, drainage. Pas d'accident primitif. Périostite chronique du fémur antérieure qui continue sa marche. Commencement de réunion superficielle.

Nous perdons le malade de vue. Nous apprenons que dans la suite les accidents ont disparu et qu'il est sorti de l'hôpital complétement guéri.

Température	24 novembre	matin »	soir 36°,5
—	25 —	— 36°,8	— 38
—	26 —	— 38 ,2	— 37 ,8
—	27 —	— 37 ,8	— 37 ,8
—	28 —	— 37	— 37 ,4
—	29 —	— 36 ,8	— 37 ,2
—	30 —	— 36 ,6	— 37 ,2
—	1 décembre	— 36 ,8	— 37

Température 24 novembre   matin   »   soir 36°,5

—   2   —   — 37   — 37 ,4

—   3   —   — 37   — 37

Moyennes 37°   37°,3

Obs. III. (Recueillie par M. Weiss, interne.) Barbier (François), âgé de 60 ans, voiturier, entré le 15 octobre 1878 dans le service de M. Gross. Ecrasement des deux jambes, fracture comminutive de la jambe gauche, fracture compliquée de la jambe droite.

Immobilisation de la jambe droite dans une gouttière plâtrée. Pansement Lister modifié.

Le 15 octobre, amputation de la cuisse gauche au 1/3 inférieur. Ligatures au catgut, excepté celle de la fémorale qui est faite avec un fil ordinaire phéniqué, à cause de l'athérome artériel. Sutures au fil d'argent. Méthode et pansement Lister.

Le 21, rétention des liquides et commencement de suppuration ; contre ouverture au lambeau inférieur, dont une partie limitée se sphacèle à la suite de contusions antérieures.

Le 27, on enlève les sutures, la réunion est faite à l'angle interne, la partie externe se cicatrise par bourgeonnement. Pas d'accident.

La fracture se consolide ; on a remarqué le 24 octobre une légère inflammation qui se dissipe ; un peu de suppuration.

Le 13 janvier le malade est complètement guéri.

Température 16 octobre   matin 36°,8   soir 37°,2

—   17   —   — 37 ,8   — 37 ,6

—   18   —   — 37 ,6   — 36 ,5

—   19   —   — 37   — 36 ,8

—   20   —   — 38 ,2   — 39 ,2

—   21   —   — 37 ,6   — 38 ,2

—   22   —   — 37 ,2   — 38

—   23   —   — 37 ,6   — 37 ,2

Température 16 octobre	matin 36°,8	soir 37°,2
— 24 —	— 37 ,6	— 38
— 25 —	— 37 ,5	— 37 ,6
Moyennes	37o,4	37°,6

Obs. IV. Colin (Joseph), agent d'assurances, âgé de 42 ans, entré le 5 décembre 1877 dans le service de M. Rigaud, pour une tumeur blanche suppurée du pied droit. Sujet scrofuleux. L'affection remonte à 30 ans, mais a subi un temps d'arrêt.

Le 12 décembre amputation de jambe au lieu d'élection. Méthode et pansement Lister. Ligatures au catgut, sutures au fil de soie phéniqué, drainage. Application d'un bandage roulé sur le moignon. — Artères athéromateuses. Congestion des lambeaux.

Le 14 suppression du pansement antiseptique, faute d'objets, application de coton jusqu'au 16. Réaction fébrile intense, inflammation, phlegmon, suppuration très-abondante et fétide

Le 17 reprise du pansement Lister, la suppuration diminue.

Le 21 malaise général.

Le 24 apparition des premiers symptômes de septicémie.

Le 30 mort, 19 jours après l'opération.

Température 12 décembre	matin »	soir 36°,6
— 13 —	— 36°,8	— 38 ,4
(Pans. ord.) 14 —	— 38 ,8	— 39
— 15 —	— 37 ,8	— 38 ,2
— 16 —	— 37 ,6	— 37 ,2
(Pans. Lister) 17 —	— 37 ,4	— 38
— 18 —	— 37 ,2	— 37 ,6
— 19 —	— 37	— 37 ,6
— 20 —	— 37 ,6	— 37 ,8
(Infect. putr.) 21 —	— 37 ,4	— 39

Obs. V. Hergy (Joseph), empailleur de chaises, âgé de 37 ans, entré le 23 avril 1878 dans le service de M. Simonin, pour une tumeur blanche suppurée du pied droit. Sujet atteint de tuberculose à la troisième période.

Le 18 juin amputation *in extremis* de la jambe au lieu d'élection. Appareil hémostatique d'Esmarch. Méthode et pansement Lister. Ligatures au catgut, sutures au fil d'argent, drainage.

Le 21 les lambeaux manquent de vitalité et se gangrènent. Le malade tombe dans le marasme.

Le 24, mort.

		matin	soir
Température 18 juin	—	»	37°,6
— 19 —	—	37°,2	37 ,4
— 20 —	—	37 ,2	37 ,8
— 21 —	—	37 ,2	37 ,4
— 22 —	—	37 ,4	38 ,2
(Agonie) 23 —	—	39	39 ,4

Obs. VI. Richard (Jules), domestique, âgé de 24 ans, entré le 8 avril 1878 dans le service de M. Simonin, pour une tumeur blanche suppurée du pied gauche. Mauvais état général sans diathèse.

Le 15 mai amputation de jambe au lieu d'élection. Méthode de Lister, ligatures au catgut, sutures au fil d'argent, drainage.

Pas d'accidents primitifs ni secondaires.

Le 31 réunion immédiate complète, sauf au niveau du drain.

Le 3 juin le malade se lève.

		matin	soir
Température 15 mai	—	»	37,°2
— 16 —	—	37°	36 ,6
— 17 —	—	36 ,4	37 ,4
— 18 —	—	38	38 ,6
— 19 —	—	37 ,6	38
— 20 —	—	37 ,5	37 ,8
— 21 —	—	37 ,4	37 ,6
— 22 —	—	37 ,2	37 ,8
— 23 —	—	37 ,6	37 ,8
— 24 —	—	37 ,2	37 ,6
Moyennes......		37°2,	37°,6

Obs. VII. Leroux (Hippolyte), chanteur ambulant, ancien marin, âgé de 24 ans, entré le 27 septembre 1878 dans le service de M. Gross, demandant l'amputation de sa jambe gauche atteinte d'un ulcère incurable, suite d'une amputation partielle spontanée du pied par congélation.

Le 12 octobre, amputation au lieu d'élection. Artères disposées en bouquets et adhérentes aux tissus voisins, hémostase longue et très-difficile. Méthode et pansement Lister, ligatures au catgut, sutures au fil d'argent, drainage.

Le 24, on enlève les sutures, réunion primitive complète, sauf le trajet du drain.

Pas d'accident primitif ou secondaire.

Température	12	octobre	matin	»	soir	37°,4
—	13	—	—	38°	—	38 ,5
—	14	—	—	38 ,2	—	38
—	15	—	—	37 ,2	—	37 ,6
—	16	—	—	37	—	37 ,2
—	17	—	—	36 ,4	—	37 ,4
—	18	—	—	36 ,8	—	37
—	19	—	—	36	—	37 ,8
—	20	—	—	36 ,4	—	37
—	21	—	—	36 ,5	—	37
Moyennes........				36°,8		37°,4

Obs. VIII (recueillie par M. Weiss, interne). Barothe (Arthur), garçon brasseur, 21 ans, entré le 27 août 1878 dans le service de M. Gross.

Tumeur blanche du pied, syphilis antérieure, tuberculose pulmonaire.

Le 26 septembre, amputation de jambe au lieu d'élection. Appareil hémostatique d'Esmarch, ligatures au catgut, sutures au fil d'argent, drainage, méthode et pansement Lister.

7

Le 1ᵉʳ octobre, rétention des liquides, commencement d'inflammation et de suppuration qui augmente les jours suivants.

Le 6, périostite du tibia, enlèvement des sutures. Pas de réunion primitive ; abcès du moignon.

Le 26, frissons répétés les jours suivant. Aspect couenneux de la plaie.

Pansement au nitrate d'argent ; suppression du pansement Lister.

Le 11 décembre, nouveaux abcès du moignon ; suppuration abondante.

Le 30, tous les accidents ont disparu. La plaie se cicatrise rapidement.

Température. Avant l'opération 38°-40°

Après	26 septembre	matin	38°	soir	37°,5
—	27	—	—	37,8	—	37,8
—	28	—	—	38,4	—	38,8
—	29	—	—	37,6	—	38,6
—	30	—	—	37,8	—	39
—	1 octobre	—	38,6	—	39,5
—	2	—	—	37,8	—	38,2
—	3	—	—	37,6	—	37,4
—	4	—	—	37,4	—	37,6
—	5	—	—	37,2	—	38
Moyennes.......		37,8		38,2

Obs. IX. Barba (Joseph), chauffeur, âgé de 38 ans, entré le 16 septembre dans le service de M. Gross, pour une fracture compliquée du calcanéum avec arrachement des téguments du pied et de la région malléolaire, 3 jours après l'accident. Fièvre traumatique intense. Sujet alcoolisé.

Le 17, amputation de jambe au lieu d'élection, que M. Gross a bien voulu nous laisser faire sous ses yeux. Appareil hémostatique d'Esmarch. Méthode et pansement Lister, ligatures au catgut, suture au fil d'argent. Artères athéromateuses, suintement sanguin abondant

Le 19, apparition d'ecchymoses remontant au-dessus du genou et passées inaperçues au moment de l'opération.

Le 23, la manchette manquant de vitalité s'est sphacélée et tombe.

Pansement antiseptique ouvert. Suppuration peu abondante.

Le 30, pansement à la gaze non phéniquée recouverte de coton salicylé.

Le 4 octobre, lymphangite suivie d'abcès.

Le 26 octobre, greffes épidermiques, la cicatrisation marche rapidement.

Température. Avant l'opération 40°-40°,5

		matin		soir	
Après 17 septembre		»			37°,8
— 18	—	—	39°	—	40 ,2
— 19	—	—	39 ,5	—	39 ,5
— 20	—	—	38 ,6	—	39 ,6
— 21	—	—	38 ,4	—	39 ,2
— 22	—	—	38 ,4	—	40
— 23	—	—	38 ,6	—	38 ,8
— 24	—	—	38 ,4	—	39
— 25	—	—	38 ,2	—	39
— 26	—	—	37 ,6	—	38
Moyennes		38°,3			39°,1

Obs. X. Rondet (Jules), journalier, âgé de 25 ans, entré le 8 avril 1878 dans le service de M. Simonin, pour écrasement de la main gauche. Alcoolisme.

Le 9, amputation d'avant-bras au 1/3 inférieur. Méthode et pansement Lister, pulvérisation supprimée ; ligatures au catgut, sutures au fil d'argent, drainage.

Le 12, rétention des liquides, menace de phlegmon. Suppression du pansement Lister, cataplasme.

Le 14, erysipèle du bras.

Le 16, disparition des accidents, la plaie commence à se réunir au centre, les angles suppurent. Reprise du pansement Lister.

Le 29, guérison, sauf une légère suppuration superficielle.

Température 9 avril	matin »	soir 38⁰,2
— 10 —	— 37⁰,2	— 38 ,6
— 11 —	— 37 ,2	— 38 ,6
— 12 —	— 38	— 39
— 13 —	— 36 ,8	— 36 ,8
— 14 —	— 37 ,4	— 36 ,5
— 15 —	— 37 ,6	— 36 ,5
— 16 —	— 37 ,8	— 37 ,8
— 17 —	— 37 ,6	— 37 ,6
— 18 —	— 37 ,2	— 38
Moyennes	37⁰,4	37⁰,7

Obs. XI. Plomb (Achille), horloger, âgé de 24 ans, entré, le 11 juillet 1878, dans le service de M. Simonin, pour une tumeur blanche suppurée du coude droit et de l'articulation métacarpo phalangienne de l'index du même côté. Affaiblissement général sans diathèse. Le 13 juillet, amputation du bras au 1/3 moyen. Méthode et pansement Lister ; ligatures au catgut, sutures au fil d'argent, drainage. Réunion primitive le 10ᵉ jour, excepté au niveau du drain. Absence d'accident.

Température avant l'opération 38⁰ à 39⁰.			
Après 13 juillet	matin »	soir 36⁰,2	
— 14 —	— 37⁰,2	— 37 ,6	
— 15 —	— 36 ,4	— 37 ,6	
— 16 —	— 36 ,8	— 38	
— 17 —	— 36 ,8	— 38 ,4	
— 18 —	— 37	— 38	

Après	19 juillet	matin	37 ,2	soir	37 ,6
—	20 —	—	36 ,5	—	37 ,4
—	21 —	—	36	—	37 ,2
—	22 —	—	37	—	36 ,8
		Moyennes..	36°,8		37°,4

Obs. XII. Huin (Elisabeth), journalière, âgée de 53 ans, entrée, le 8 mars 1878, dans le service de M. Rigaud, pour un énorme épithelioma, en chou-fleur, de la main droite. Etat cachectique.

Le 11 mars, amputation d'avant-bras au 1/3 inférieur. Méthode et pansement Lister, ligatures au catgut, sutures au fil d'argent, drainage. Bandage roulé ordinaire sur le moignon. Congestion des lambeaux qui nécessite l'enlèvement de la suture médiane, trois jours après. Légère inflammation et suppuration du centre. Les deux extrémités se réunissent par première intention.

Le 27, il ne reste plus qu'une petite plaie superficielle de la largeur d'une pièce de un franc. Pas d'accident.

Température	11 mars	matin	»	soir	36°,5
—	12 —	—	38°,2	—	38
—	13 —	—	39	—	37 ,4
—	14 —	—	36 ,5	—	36 ,5
—	15 —	—	36 ,8	—	37
—	16 —	—	36 ,6	—	37
—	17 —	—	36 ,5	—	37 ,4
—	18 —	—	37	—	37 ,2
—	19 —	—	36 ,6	—	37 ,2
	Moyennes..		37°,2		37°,2

Obs. XIII. Petitjean (Joseph), gantier, âgé de 36 ans, entré, le 25 juillet 1878, dans le service de M. Gross, pour une carie de l'articulation métatarso phalangienne du gros orteil gauche.

Le 21 septembre, amputation du 1er métatarsien. Méthode et pansement Lister, ligatures au catgut, sutures au fil d'argent, drainage. Appareil d'Esmarch. Manque de vitalité de la plaie, gangrène d'une partie de la manchette, suppuration séreuse et fétide. Pas de réunion.

Le 11 novembre, mort par granulie aiguë généralisée.

Température	21 septembre matin	»	soir	39°,2
—	22 —	—	40°,2 —	40 ,2
—	23 —	—	39 ,2 —	39 ,8
—	24 —	—	38 ,2 —	40 ,2
—	25 —	—	39 —	39 ,2
—	26 —	—	38 ,2 —	38 ,6
—	27 —	—	38 —	39 ,8
—	28 —	—	37 ,2 —	39 ,2
—	29 —	—	38 —	38 ,8
—	30 —	—	37 ,8 —	39 ,2
	Moyennes..		38°,4	39°,4

Obs. XIV. Kaspar (Elisabeth), domestique, âgée de 46 ans, entrée, le 15 avril 1878, dans le service de M. Simonin, pour une tumeur sarcomateuse du sein droit, sans engorgement ganglionnaire.

Le 7 mai, ablation de la tumeur. Méthode et pansement Lister, ligatures au catgut, sutures au fil d'argent, drainage.

Le 14, réunion primitive complète, sans suppuration ni accident. On enlève les sutures.

Le 15, la malade, dans un accès de colère, imprime à son bras des mouvements violents qui rompent la jeune cicatrice.

On panse à plat ; la cicatrisation est définitive le 31.

Température moyenne : matin 36°,5 ; soir 37°,4.

Obs. XV. Guignon (Barbe), vigneronne, âgé de 43 ans, entrée, le 3 janvier 1878, dans le service de M. Rigaud, pour un sarcôme de la paroi thoracique, située au-dessus de la mamelle droite.

Le 8 janvier, ablation de la tumeur. Méthode et pansement Lister ; ligatures au catgut, sutures au fil d'argent ; l'affrontement ne peut être obtenu que par le tiraillement des lèvres de la partie externe de la plaie.

Le 10, on est obligé d'enlever les sutures, les bords de la plaie se tuméfient, la partie interne se réunit par première intention, la partie externe suppure. Pas d'accident primitif ou secondaire.

Le 22, la malade sort avec une petite plaie de la largeur de un franc.

Température	8	janvier	matin	37°	soir	37°,4
—	9	—	—	37	—	38
—	10	—	—	36 ,8	—	37 ,4
—	11	—	—	36 ,5	—	37 ,5
—	12	—	—	36 ,6	—	37 ,5
—	13	—	—	36 ,8	—	37 ,8
—	14	—	—	36 ,6	—	37
		Moyennes.....		36°,8		37°,5

Obs. XVI. Bounchou (Michel), maçon, âgé de 63 ans, entré, le 9 septembre 1878, dans le service de M. Gross. Alcoolisme.

Fracture compliquée du 1/3 inférieur du tibia droit ; fracture simple du 1/3 supérieur du peroné droit. Emphysème de la jambe et de la cuisse. Saillie du fragment supérieur dans la plaie.

Immobilisation dans une gouttière plâtrée. Pansement Lister modifié, suppression de la pulvérisation.

Légère suppuration du foyer de la fracture avec menace de phlegmon qui se dissipe — Guérison sans accident.

Le 27 octobre, la plaie est presque cicatrisée.

Température	11	septembre	matin	36°,8	soir	37°,4
—	12	—	—	37 ,4	—	37 ,4
—	13	—	—	37 ,2	—	36 ,8
—	14	—	—	36 ,6	—	37 ,4
—	15	—	—	37 ,2	—	36 ,8
—	16	—	—	37	—	37 ,8

Température 17 septembre	matin 37	soir 37 ,4
— 18 —	— 37 ,2	— 38 ,4
— 19 —	— 37 ,2	— 38 ,4
— 20 —	— 36 ,8	— 37 ,5
Moyennnes. . . .	37°	37°,4

Obs. XVII. (Recueillie par M. Ganzinotty, externe). Canal (Adèle), domestique, âgée de 48 ans, entrée le 19 août 1878, dans le service de M. Gross, pour une hernie crurale double, étranglée à gauche. Les accidents remontent à trois jours.

Le 20, kélotomie, épiploon abandonné dans la plaie, écoulement d'environ 400 grammes de sérosité péritonéale. Méthode et pansement Lister ; sutures au fil d'argent à la partie supérieure de la plaie, drainage.

Le 22, gangrène de l'épiploon qui s'élimine.

Pas d'accident primitif ou secondaire. Réunion immédiate de la partie supérieure de la plaie.

Guérison complète le 21 septembre.

Température 19 août	matin »	soir 37°,5
— 20 —	— 36°,4	— 37 ,8
— 21 —	— 37 ,6	— 38 ,4
— 22 —	— 38 ,2	— 38 ,2
— 23 —	— 37 ,2	— 37 ,4
— 24 —	— 36 ,8	— 36 ,6
— 25 —	— 37 ,5	— 37 ,5
— 26 —	— 36 ,8	— 37
Moyennes. . . .	37°,1	37°,5

Pendant une année scolaire, nous avons donc vu traiter 17 grandes plaies par la méthode antiseptique de Lister. Sur ces 17 blessés, 3 sont morts, ce qui nous donne une mortalité de 17,64 0/0. Au premier abord ce chiffre peut paraître élevé ; mais les cas de morts observés ne peuvent être mis au passif du pansement employé.

En effet, le 1er (ob. IV) était en bonne voie de guérison, lorsque les pièces à pansement antiseptique venant à nous manquer tout à fait, nous avons été obligé de recouvrir la plaie d'ouate pendant quatre jours. A ce moment la plaie s'est enflammée, a rejeté une suppuration abondante et fétide, et quelques jours après la reprise de la méthode de Lister, se déclaraient les premiers symptômes de septicémie qui emportaient bientôt le malade. Nous ne doutons pas que les accidents aient leur source dans la suspension du pansement antiseptique. Le second (obs. V) est un tuberculeux arrivé à la 3e période de l'affection, amputé de jambe in extremis, et qui est mort de marasme le 6e jour après l'opération sans trace d'accidents imputables à la plaie.

Le 3e (obs. XIII) était sous le coup d'une diathèse que l'opération semble avoir activée ; il a succombé à une granulie aiguë ; la plaie ne s'est pas cicatrisée, elle a plutôt suivi une marche rétrograde, mais le pansement n'en est pas responsable.

En éliminant de notre petite statistique ces trois morts, dues à toute autre cause que le pansement, nous comptons 14 succès sur 14 blessés traités par la méthode de Lister.

Cependant dans ce chiffre rentrent 3 amputations de cuisse, 2 pour affections chroniques du genou chez des sujets affaiblis, mais jeunes, l'autre pour un traumatisme très-grave des deux jambes chez un vieillard ; 5 amputations de jambe, 3 amputations du membre supérieur, 2 amputations du sein, 2 fractures compliquées graves de la jambe et une kélotomie.

Nous avons observé plusieurs accidents primitifs des plaies, au commencement de l'année surtout, époque à laquelle nous n'avions aucune expérience du pansement ; aussi nous n'hésitons pas à nous accuser nous-même de n'en avoir pas suivi toutes les règles. Nos chefs de service, MM. Rigaud et Simonin voulaient bien nous charger du soin des pansements. Ces accidents, toujours des menaces ou des débuts de phlegmons, étaient dus à la rétention des liquides dont nous n'assurions pas suffisamment l'issue, ou à un défaut de compression méthodique. Dans quelque cas, le pansement de Lister n'a pas été appliqué dans toute sa rigueur, les conditions de propreté exigées pour les mains, les instruments, le blessé, n'ont pas toujours été rigoureusement observées ; de plus, le bandage roulé que M. Rigaud appliquait directement sur les moignons n'était pas antiseptique ou du moins aseptique.

Dans les opérations auxquelles nous avons assisté, nous avons vu souvent appliquer l'appareil hémostatique d'Esmarch ; nous reconnaissons hautement les services qu'il rend lorsque le chirurgien doit être avare du sang de son opéré. Mais nous avons reconnu un inconvénient lié à son emploi. Lorsqu'on enlève le garrot il se produit une hémorrhagie capillaire qui continue pendant quelque temps et qui accumule sous les lambeaux affrontés des caillots souvent volumineux. Ces caillots ne se résorbent pas assez vite pour ne pas détruire l'affrontement et ne pas provoquer par irritation mécanique un gonflement de la plaie qui entrave la réunion primitive.

Quoi qu'il en soit nous avons observé 10 réunions primitives partielles ou totales ; nous appelons totales les réunions de toute l'étendue de la plaie, sauf le trajet du drain qui doit nécessairement se guérir par bourgeonnement.

Chez nos blessés, la fièvre traumatique a été peu intense, il est facile de s'en convaincre, en jetant les yeux sur les tableaux thermométriques que nous avons reproduits après chaque observation.

Nous n'avons pas observé un seul cas d'accidents généraux à la suite du pansement Lister régulièrement appliqué ; ceci nous a d'autant plus frappé que nous avons vu l'infection purulente ou la septicémie se développer chez d'autres opérés de la même époque, dont on n'avait pas jugé la lésion assez importante pour lui appliquer la méthode antiseptique. Nous nous rappelons entre autres un cas de septicémie chez un homme qui avait subi l'extraction de la moitié du corps thyroïde atteinte d'un cancer ; un cas de pyémie chez un autre à qui l'on avait désarticulé le doigt médius.

Nous avons vu que la plupart des malades opérés étaient atteints d'affections chroniques de très-longue durée ; ils étaient affaiblis à un point tel que l'on se demandait avant de les amputer s'ils n'étaient pas entachés tous de quelque diathèse. Aussitôt après l'opération ils reprenaient pour ainsi dire une vie nouvelle ; l'absence de douleur, de réaction générale, les mettait dans une grande tranquillité d'esprit ; l'appétit, le sommeil, les forces leur revenaient, et toutes ces heureuses influences avaient pour résultat de leur procurer une guérison très-rapide.

Comme M. Gross (1) l'a déjà fait remarquer pour ses opérés, nous n'avons pas observé de ces guérisons merveilleuses en deux ou trois jours ; la réunion superficielle était la plupart du temps, faite dans cet espace de temps, mais la réunion profonde a toujours été plus longue à s'opérer. Du reste, les fils à suture étaient toujours enlevés le plus tard possible ; leur présence au milieu des tissus ne déterminant aucun accident.

L'impression générale qui nous est restée de l'application de la méthode antiseptique est la conclusion que M. Gross donne à son mémoire (2). « De l'examen attentif de nos insuccès, il nous reste l'impression que, grâce aux perfectionnements de nos procédés opératoires et aux progrès accomplis dans le traitement des plaies, nous arriverons à guérir tous nos opérés, excepté ceux chez lesquels quelque état constitutionnel grave s'y oppose. Nous sommes heureux d'arriver ainsi à la même conclusion que M. Verneuil : Nous sommes maîtres, ou à peu près, de deux facteurs de la mortalité : la blessure et le milieu ne doivent plus

(1) Gross. — La Méth. antisept., p. 86.
(2) Gross. — La Méth. antisept., p. 103.

amener de revers ; seul le troisième, c'est-à-dire l'état constitutionnel, nous échappe encore. » L'expérimentation de la méthode
antiseptique de Lister, dans nos cliniques, ne porte pas encore
sur un nombre suffisant de cas, pour que nous puissions en tirer
des conclusions absolues sur sa valeur. Nous le regrettons, car
nous avons en main un autre terme de comparaison, la statistique
de M. le professeur Simonin. Il eut été intéressant de comparer
les nouveaux résultats avec les précédents dans les mêmes
conditions d'hygiène et de milieu.

Voici la statistique de M. Simonin, portant sur 336 opérés, de
1835 à 1869, à l'hôpital St-Charles de Nancy :

Amputations de cuisse	46 0/0	de mortalité.
— de jambe	33	—
— de bras	23	—
Kelotomies	23	—
	31,2 0/0	

Si nous rassemblons en un seul tableau comparatif les chiffres
de mortalité que nous avons pu recueillir, pour les grandes plaies
à la suite des différentes méthodes de pansement, nous arrivons
à ce résultat :

	Opérés	Morts	Mortalité 0/0
Pansement simple (1) (hôpitaux de Paris) . . .	1909	997	52,5
Pansement ouaté	60	20	28
Pansement ouvert (Rose)	58	10	17,1
Pansement Lister	1193	122	10,83

Nous n'avons pas la prétention de présenter ce résultat général
comme l'expression exacte de la vérité, ni de croire qu'on puisse
à son aide se former une opinion plus qu'approximative sur la
valeur réelle des pansements, car il y a à tenir compte d'une

(1) Robuchon. Thèse de Paris 1872, p. 33.

foule d'autres éléments importants du problème qui ne figurent pas ici. Entre autres la statisque du pansement ouaté et du pansement ouvert ne porte que sur un nombre très-restreint de cas, et les résultats observés par l'emploi du premier ont été certainement influencés par les conditions défavorables au milieu desquelles ils ont été recueillis (siége de Paris). Quoi qu'il en soit, ces réserves faites, c'est le pansement Lister qui donne la mortalité de beaucoup la plus faible.

CONCLUSIONS

D'après l'étude que nous venons de faire des principales méthodes de pansement employées aujourd'hui sur les grandes plaies
et dans les hôpitaux, nous croyons pouvoir formuler les conclusions suivantes :

1° Le pansement à la charpie enduite de différents topiques doit
être complétement rejeté dans les grandes plaies et dans les services hospitaliers pour les motifs suivants *a*) : il ne remplit pas les
indications principales de la réunion primitive, mode de cicatrisation le plus avantageux ; il occasionne une irritation mécanique,
chimique ou septique, la rétention des liquides, et il exige des pansements fréquemment renouvelés — *b*), il expose les plaies ouvertes
aux accidents primitifs et secondaires, retarde la cicatrisation.

2° Le pansement à l'alcool a réalisé un progrès en diminuant le
nombre des accidents primitifs, mais il expose aux accidents secondaires. Il entrave la réunion primitive en empêchant le contact
intime des tissus, retarde beaucoup la cicatrisation par bourgeonnement et provoque des douleurs très-vives.

3° Le pansement à ciel ouvert (Rose) doit donner et donne de
bons résultats parce qu'en abandonnant la plaie à elle-même il
favorise *a*) la réunion primitive : absence d'irritation mécanique, chimique, libre écoulement des liquides, pansement rare, — *b*) la réunion par seconde intention (absence d'irritation et de traumatismes
de la membrane granuleuse, issue facile du pus, immobilisation.
Dans les deux cas l'antisepsie est obtenue jusqu'à un certain point
par l'excessive propreté, les lavages quotidiens à l'acide phénique.
Mais la plaie découverte expose à l'action des miasmes et germes
infectieux.

4° Le pansement ouaté de M. A. Guérin est un bon pansement

qui rend de très-grands services ; favorise *a*), la réunion primitive par l'affrontement parfait des lambeaux, une compression méthodique, l'absence d'irritation mécanique, chimique, septique (diminution de l'exsudation des liquides, filtration de l'air ; — *b*), la réunion par seconde intention : immobilisation, suppuration peu abondante, filtrage de l'air, objets de pansement neufs, etc. Mais il expose à la rétention des liquides, retarde la cicatrisation, exige une grande habileté dans l'application, et peut être l'occasion d'accidents nombreux et graves quand il est mal appliqué.

5° La méthode antiseptique de Lister est celle qui remplit le mieux toutes les indications de la cicatrisation des plaies. Elle a pour but la réunion primitive et la favorise : affrontement exact des lambeaux, libre écoulement des liquides (drainage) absence d'irritations mécaniques et chimiques (catgut, silk protective) septiques (propreté du malade, de l'opérateur, des instruments, destruction des germes par l'acide phénique, objets de pansement neufs) ; compression, immobilisation.

Aussi sous ce pansement, la réunion primitive est la règle générale. Les accidents primitifs et secondaires des plaies sont réduits à leur chiffre minimum. Les accidents généraux sont la plupart du temps inconnus et cette méthode permet d'entreprendre des opérations devant lesquelles on reculait autrefois.

6° Les conclusions précédentes établissent la supériorité de la méthode antiseptique de Lister. Ce résultat d'observation clinique est encore corroboré par la comparaison de la mortalité générale à la suite des différents pansements.

Vu par le Président de la Thèse :

Nancy, le 19 mai 1879.   Vu et permis d'imprimer :

    G. Tourdes.   *Le Recteur,*

                                    Jacquinet.

INDEX BIBLIOGRAPHIQUE.

1º *Pansement avec la charpie et les topiques.*

J. Rochard. — Art. Pansement in Nouv. Dict. de méd. et chir. prat.

Guyon. — Eléments de chir. clinique. Paris, 1873, p. 477, Baillière.

Dubreuil. — Des div. méth. de trait. des plaies. Paris, 1869, Savy.

Benj. Anger. — Pans. des plaies chir. Paris, 1872, Delahaye.

Demarquay. — De la glycérine et de ses applicat. à la chir. Paris, 1867.

Velpeau. — Rapport à l'Acad. des sciences sur les désinfectants. Gaz. des hôp., 1860.

Chalvet. — Mém. sur les désinf. Paris, 1862.

Reveil. — Mém. couron. par l'Acad. de méd., 1862.

Lemaire. — De l'acide phénique. Paris, 1865.

Desprès. — Sur le chlorate de potasse. Bull. thérap., 1866, t. LIX, p. 469.

Paquet. — Emploi de l'acide thymique. Bull. thér., 1868.

2º *Pansement à l'alcool.*

Batailhé et Guillet. — De l'alcool et des composées alcooliques en chirurgie. Bull. Acad. de méd., 14 juin et 26 juillet 1859.

Chédevergne. — Du trait. des plaies par l'alcool, 1864, Bull. de thérap.

De Gaulejac. — Du pans. des plaies par l'alcool. Thèse de Paris, 1864.

Remi Gaston. — De l'emploi des comp. alcooliques en chir. Thèse de Montpellier, 1866.

Prichard. — Emploi de l'alcool dans le pans. des plaies. Journal méd. britann. Nov. 1860.

Béhier. — Art. Alcool du Dict. des sciences méd.

M. Perrin. — Bull. Soc. chir. 1879, t. V, n° 2, p. 160.

Th. Anger. —   id.   t. V, n° 3, p. 192.

3° *Pansement ouaté.*

Combes. — Pansement ouaté. Thèse de Paris, 1871.

Hervé. —   id.   Thèse de Paris, 1872.

Lasalle. — Pans. ouaté dans les plaies récentes. Thèse de Paris, 1871.

A. Guérin. — Bull. Acad. méd., 1878-1879.

Gross. — Revue méd. de l'Est, 1er oct. 1875.

Debaisieux. — Pans. ouaté in journal des sciences méd. de Louvain, 15 fév. 1876.

4° *Pansement de Lister.*

Lister. — Mémoires divers in The Lancet, 1867-1871.

Lucas-Championnière. — Chirurgie antiseptique. Paris, Baillière, 1876.

Zayas-Bazan. — Sur le système de traitement antiseptique. Thèse de Paris, 1873.

A. Küss. — Etude sur le traitement antiseptique de Lister ; traduction du mémoire ds Lesser (Gazette méd. de Strasbourg, 1874, p. 51.

Terrier. — Arch. gén. de méd., 1871, t. II.

E. Bœckel. — De la réunion imméd. et du mode de pans. des plaies (Gaz. méd. de Strasbourg, 1874, p. 137-147). Résultats de la méth. antisept. (Gaz. méd. de Strasb., 1876, p. 12 et suiv., 1877, p. 11 et suiv.).

Guyon. — Bull. de la Soc. de chir., 1876, 24 mai.

Pozzi. — Quelques observ. à propos du pansement Lister (Progrès méd., nov. et déc. 1876).

Letiévant. — De la réunion imméd. dans les amput. et du pans. antisept. au point de vue des résultats pratiques (Lyon méd. 1877, n° 50).

Panas. — Du pans. antisept. de Lister (Gaz. hebd., 1878, n° 20),

Danutz. — Pans. de Lister (Gaz. hebd., 1875, p. 38.

Maunoury. — La chir. antisept. à Edimbourg (Progr. méd., 1876, p. 701 et 1876, p. 763).

Bull. Acad. de méd. Discussion sur les pansements, 1877-78, 2ᵉ série, t. VI et VII.

Bull. et mém. soc. de chir., 1879, t. V, nᵒˢ 1, 2, 3.

Gross. — La méth. antisept. de Lister. Paris, Berger-Levrault. 1879.

Le Dentu. — Soc. de chir., 1879, t. V, p. 234.

Guyon. — Soc. de chir., 1879, t. V, p. 247.

Verneuil. — Note sur une série de 27 grandes amputations. — Arch. gén. de méd., VIIᵒ série, t. I, p. 528.

Volkmann. — Sammlung Klin. Vortrâge, n° 96. Berliner Klin. Wochenschrift, n° 40, 1877.

Gueterbock. — Die neueren Methoden der Wundbehandlung. Berlin, 1876.

Krœnlein. — Die offene Wundbehandlung. Zurich, 1872.

TABLE DES MATIÈRES

9 782013 632768